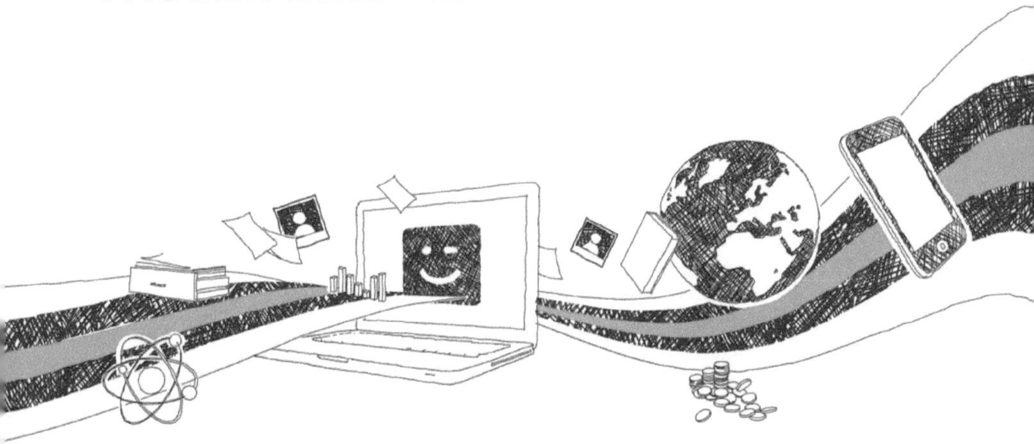

Mathias Lutz

Die Geschichte der Psychiatrie seit 1850

Die Anstalt in Werneck

GRIN Verlag

Bibliografische Information der Deutschen Nationalbibliothek:

Die Deutsche Bibliothek verzeichnet diese Publikation in der Deutschen Nationalbibliografie; detaillierte bibliografische Daten sind im Internet über http://dnb.d-nb.de/ abrufbar.

Impressum:

Druck und Bindung: Books on Demand GmbH, Norderstedt Germany
ISBN: 978-3-656-57433-0

Dieses Buch bei GRIN:

http://www.grin.com/de/e-book/266544/die-geschichte-der-psychiatrie-seit-1850

Mathias Lutz

Die Geschichte der Psychiatrie seit 1850 am Beispiel der Anstalt in Werneck

Studienarbeit

Inhaltsverzeichnis

1 Vorwort 4

2 Einleitung 5

3 Vorgeschichte zur Psychiatrie in Werneck 6

3.1 Vorgängerbauten des heutigen Schlosses in Werneck 6

3.2 Das bis heute bestehende Schlossgebäude 7

3.3 Vorarbeiten und Eröffnung der „Kreisirrenanstalt Werneck" 8

3.3.1 Wernecks positive Standortfaktoren 8

3.3.2 Um- und Ausbaumaßnahmen am Schloss 9

3.3.3 Eröffnung der „Kreisirrenanstalt Werneck" 10

4 Amtszeit von Dr. von Gudden (1855–1869) 11

4.1 Guddens Personalpolitik 12

4.2 Guddens psychiatrische Arbeit 12

4.2.1 Einführung eines Tagesberichtes 13

4.2.2 Beschränkungen und Disziplinarmittel 13

4.2.3 Beschäftigungsmaßnahmen 14

4.3 Guddens Baumaßnahmen 14

4.3.1 Bau eines Latrinensystems 14

4.3.2 Einrichtung einer Hausapotheke 15

4.3.3 Weitere Baumaßnahmen 15

4.4 Guddens weiterer Lebensweg 16

5 Amtszeit von Dr. Grashey (1869–1870) 17

5.1 Grasheys psychiatrische Arbeit 17

5.2 Grasheys weiterer Lebensweg 18

6 Amtszeit von Dr. Hubrich (1870–1896) 19

6.1 Hubrichs psychiatrische Arbeit 19

6.1.1 Bettbehandlung nach Dr. Neisser 20

6.2 Hubrichs Baumaßnahmen 20

6.2.1 Ausbau und Verschönerung des Schlossparks 20

6.2.2 Bau eines Wohnhauses für den Direktor 20

6.2.3 Weitere Baumaßnahmen 21

7 Amtszeit von Dr. Kaufmann (1896–1915) 22

7.1 Kaufmanns psychiatrische Arbeit 22

7.2 Kaufmanns Baumaßnahmen 23

8 Amtszeit von Dr. Ast (1916–1928) 24
8.1 Asts psychiatrische Arbeit 24
8.1.1 Fiebertherapie nach Dr. Wagner von Jauregg 25
8.1.2 Schlafkur nach Dr. Kläsi-Blumer 25
8.2 Asts Baumaßnahmen 25
9 Amtszeit von Dr. Entres (1929–1934) 26
9.1 Entres' psychiatrische Arbeit 26
10 Amtszeit von Dr. Papst (1934–1940) 27
10.1 Papsts psychiatrische Arbeit 27
10.1.1 Insulinschocktherapie nach Dr. Sakel 27
10.1.2 Cardiazolschockbehandlung nach Dr. Meduna 28
10.2 Medizinische Versuche während Papsts Amtszeit 28
10.2.1 Medikamentöse Studien mit Cardiazol und Azoman 28
10.2.2 Experimente zur Elektroschockbehandlung nach Dr. Cerletti 29
10.2.3 Versuche zur Multiplen Sklerose 29
10.3 Zwangssterilisation der Patienten 30
10.4 Die „Aktion T 4" und Auflösung der Anstalt 30
11 Amtszeit von Dr. Hofmann (1941–1945) 31
12 Amtszeit von Dr. Dr. Kohlhepp (1952–1977) 32
12.1 Kohlhepps psychiatrische Arbeit 32
13 Amtszeit von Dr. Schottky (1977–2000) 34
13.1 Schottkys Personalpolitik 34
13.2 Schottkys psychiatrische Arbeit 34
14 Die Psychiatrie in Werneck heute 36
15 Schlusswort 37
16 Anhang 38
17 Ergänzungen 48
18 Literaturverzeichnis 51
19 Sonstige verwendete Materialien 53
20 Danksagung 54

1 Vorwort

Diese Arbeit wurde ursprünglich 2008 im Rahmen meines Studiums der Humanmedizin an der Julius-Maximilians-Universität in Würzburg verfasst: Im vorklinischen Wahlpflichtfach „Historische Grundlagen ärztlichen Denkens und Handelns" am Institut für Geschichte der Medizin (Leitung: Prof. Dr. med. Dr. phil. Michael Stolberg) war als Leistungsnachweis eine wissenschaftliche Arbeit über ein frei zu wählendes Thema einzureichen.

Nachdem mich noch Jahre nach ihrer Fertigstellung Zuschriften zu der Arbeit erreichten, entschloss ich mich zur Veröffentlichung dieser hier vorliegenden, lediglich um das Vorwort sowie zwei Ergänzungen erweiterten Version.

In dieser Arbeit wird der besseren Lesbarkeit halber auf die Nennung beider Geschlechter verzichtet und nur die maskuline Form verwendet, es sind jedoch – sofern nicht anderweitig gekennzeichnet – stets beide Geschlechter gemeint.

Den an der Geschichte der Psychiatrie im Allgemeinen wie auch den an der Geschichte der Anstalt in Werneck im Speziellen interessierten Leserinnen und Lesern wünsche ich viel Freude bei der Lektüre.

Mathias Lutz — Würzburg, im Januar 2014

2 Einleitung

„Psychiatrie [griech.], die, Teilgebiet der Medizin, das sich mit medikamentöser Behandlung seel. Krankheiten befasst."[1]

Derart kurz und prägnant definiert „Meyers Taschenlexikon" die medizinische Disziplin der Psychiatrie und legt dabei den Verdacht nahe, die Behandlung der Patienten beschränke sich ausschließlich auf die Gabe von Medikamenten. Dass sich in Wahrheit erheblich mehr dahinter verbirgt, zeigt schon ein Überblick über die Entwicklungen an der psychiatrischen Klinik im unterfränkischen Werneck, die erst vor einiger Zeit ihr 150-jähriges Gründungsjubiläum feiern konnte.

Die Abschaffung nahezu aller Zwangsmittel und Bestrafungsmaßnahmen, ständige Verbesserungen der Pflege, Betreuung und Therapie der Patienten, aber auch die Einführung der oben erwähnten Medikamente - vor allem Psychopharmaka - haben für stetige Verbesserungen in der Wernecker Psychiatrie gesorgt.

Entscheidend geprägt wurde dieser Fortschritt von den jeweiligen medizinischen Direktoren, die lange Zeit allein über das Geschehen in der Anstalt bestimmten, weshalb sich die Gliederung dieser wissenschaftlichen Arbeit an ihren Amtszeiten orientiert - das heute bestehende Direktorium aus gleichberechtigten Vertretern der Medizin, der Pflege und der Verwaltung übernahm diese Aufgabe nämlich erst Anfang der 1990er-Jahre.[2]

---

[1] Meyers Taschenlexikon, 1999, S. 2738
[2] Weidinger, Heidi, 1997, S. 12

3 Vorgeschichte zur Psychiatrie in Werneck

3.1 Vorgängerbauten des heutigen Schlosses in Werneck

Obwohl archäologische Funde den Verdacht nahe legen, dass am Ort des heutigen Wernecks schon weit früher Ansiedlungen bestanden, erfolgt dessen erste urkundliche Erwähnung erst 1202 als „Wernecke castrum" im Zusammenhang mit dessen Besitzer BODO VON RAVENSBURG († 1224).[3] Außer dem erwähnten Burggebäude bestand die Ortschaft damals nur noch aus einer Mühle an der Wern, dem namensgebenden Fluss, und einem Bauernhof.[4]

In den nachfolgenden Jahrhunderten sind etliche Wechsel der Besitzverhältnisse belegt, die nicht selten mit Zerstörungen der Gebäude einhergingen: Im Bauernkrieg besetzten 1525 die Geldersheimer Haufen die nach wie vor in ihrer Urform bestehende Wasserburg, die inzwischen in den Besitz des Hochstiftes Würzburg gelangt war, und brannten diese nach ihrer Plünderung nieder.

Nachdem die Bauernbewegung niedergeschlagen war, ließ der damalige Fürstbischof KONRAD VON THÜNGEN († 1540) das Schloss wieder aufbauen – die Finanzierung hatten nach einem Beschluss von 1526 die Bürger der Stadt Heidingsfeld bei Würzburg zu übernehmen, die am Aufstand maßgeblich beteiligt waren.

Das neue Schloss war allerdings nicht von langer Dauer: 1554 wurde es durch den Markgrafen ALBRECHT ALCIBIADES VON BRANDENBURG-KULMBACH-BAYREUTH (1522–1557), einen Vorreiter in der Verbreitung der protestantischen Lehren, von Schweinfurt aus überfallen, die Besatzung verschleppt und das Gebäude niedergebrannt.[5]

Von diesem neuerlichen Rückschlag ließ sich das Würzburger Hochstift allerdings nicht beeindrucken und veranlasste den Wiederaufbau in einer im Vergleich zu den Vorgängerbauten eher einfachen Form, so dass Fürstbischof FRIEDRICH VON WIRSBERG (1504–1573) in diesem Neubau schon 1563 wieder Schutz vor der in Würzburg wütenden Pest suchen konnte.[6]

---

[3] Treutwein, Karl, 1982, S. 14
[4] Pfeuffer, Ulrich, 1995, S. 8
[5] Kaufmann, Severin, 1905, S. 13f
[6] Treutwein, Karl, 1982, S. 17

Von 1601 an ließ JULIUS ECHTER VON MESPELBRUNN (1545–1617), VON WIRSBERGS Nachfolger als Fürstbischof, die Schlossanlage aus gutem Grund erheblich erweitern: Werneck sollte als Grenzfestung zur Überwachung der Lebensmittellieferungen ins nahe gelegene protestantische Schweinfurt dienen.[7]

Während das Schloss in der Zeit des Dreißigjährigen Krieges bis auf einige Zerstörungen infolge eines Schusswechsels mit vorbeiziehenden schwedischen Truppen fast unbeschadet blieb,[8] geschah die dritte und bis heute letzte Zerstörung aus reiner Unachtsamkeit: Bei der Zubereitung eines größeren Mahls brach in der Schlossküche ein Feuer aus, das schnell um sich griff und die gesamten Gebäude bis auf die Grundmauern niederbrannte. Der damalige Fürstbischof JOHANN PHILIPP FRANZ VON SCHÖNBORN (1673–1724) war zu diesem Zeitpunkt auf Einladung eines FREIHERRN ZU MÜNSTER im benachbarten Vasbühl auf der Jagd.[9]

3.2 Das bis heute bestehende Schlossgebäude

Bauherr der bis heute existierenden Schlossanlage war allerdings weder JOHANN PHILIPP FRANZ VON SCHÖNBORN, der schon ein Jahr später in Folge eines Kreislaufzusammenbruchs starb, noch dessen Nachfolger CHRISTOPH FRANZ VON HUTTEN (1673–1729), der sämtlichen größeren Bauvorhaben kritisch gegenüberstand und unter anderem auch den Bau der Würzburger Residenz unterbrechen ließ.[10]

Dagegen bezeichnete sich FRIEDRICH KARL VON SCHÖNBORN-BUCHHEIM (1674–1746), der kleine Bruder von JOHANN PHILIPP FRANZ und seit 1729 Fürstbischof von Würzburg, als *„vom Bauwurmb besessen"* und beauftragte noch im selben Jahr den schon zu dieser Zeit hochgelobten und berühmten Hofarchitekten JOHANN BALTHASAR NEUMANN (1687–1753) mit dem Bau einer Sommerresidenz mitsamt einer Fasanerie und einem großen Wirtschaftsgut in Werneck.[11]

Nach einer längeren Planungsphase, die der Bauherr und sein Baumeister mit immer neuen Ideen vorantrieben, wurde das heutige Schloss Werneck schließlich von 1734 bis 1746 errichtet – die Baukosten betrugen 368.429 Gulden und 34 Kreuzer.[12]

---

[7] Kaufmann, Severin, 1905, S. 15
[8] Kaufmann, Severin, 1905, S. 15
[9] Treutwein, Karl, 1982, S. 17
[10] Biographisch-bibliographisches Kirchenlexikon, vgl. Anhang, S. 39
[11] Treutwein, Karl, 1982, S. 17
[12] Kaufmann, Severin, 1905, S. 15
[12a] Treutwein, Karl, 1982, S. 19

Die Würzburger Fürstbischöfe konnten sich allerdings nicht mehr lange an ihrem Sommersitz erfreuen: Nachdem GEORG KARL VON FECHENBACH (1749–1808) am 28. November 1802 im Zuge der Säkularisation die Bürger aus seiner Herrschaft entlassen und ihnen die Treue zur neuen kurbayerischen Regierung empfohlen hatte, wurde auch das Schloss 1806 an den Großherzog FERDINAND VON TOSCANA (1769–1824) übergeben, der es noch bis 1814 bewohnte – von da an standen die Gebäude leer.[12a]

3.3 Vorarbeiten und Eröffnung der „Kreisirrenanstalt Werneck"

Die Grundlage für die Einrichtung einer psychiatrischen Klinik im Wernecker Schloss lieferte das am 17. November 1837 vom bayerischen KÖNIG LUDWIG I. (1786–1868) verabschiedete *„Gesetz die Ausscheidung der Kreislasten von den Staatslasten und die Bildung der Kreisfonds betreffend"*, welches das Fürsorgewesen in Bayern aus dem Staatshaushalt herausnahm und in die Hand der Kreise (den heutigen Bezirken entsprechend) übergab, die dabei aber zugleich zum Aufbau einer flächendeckenden psychiatrischen Versorgung verpflichtet wurden.[13]

Von diesem Zeitpunkt an begab sich die Kreisgemeinde Unterfranken auf die Suche nach einem geeigneten Gebäude, das 1853 im Wernecker Schloss gefunden wurde – dieses stand seit fast vierzig Jahren leer und war im Besitz des kurbayerischen Staates, was den Erwerb erheblich erleichterte: MAXIMILIAN II. JOSEPH (1811–1864), seit 1848 König von Bayern, überließ die Schlossanlage mit allen Ländereien[14] der Kreisgemeinde wohlwollend für den damals geringen Preis von 155.000 Gulden.[15]

3.3.1 Wernecks positive Standortfaktoren

Schon damals stand zur Einrichtung eines psychiatrischen Krankenhauses in Unterfranken neben Werneck auch Lohr am Main, auf halber Strecke zwischen Würzburg und Aschaffenburg gelegen, zur Debatte, wo allerdings erst 1912 eine Anstalt gegründet wurde.[16] Werneck besaß einige begünstigende Standortfaktoren:

---

[13] Wege zur Humanität – Katalog zur Psychiatrie-Ausstellung 1987 in München, 1987, S. 13
[14] Beiträge zur Kirchengeschichte von Ettleben – Festschrift 1899-1999, 1999, S. 137
[15] Treutwein, Karl, 1982, S. 21
[16] Wege zur Humanität – Katalog zur Psychiatrie-Ausstellung 1987 in München, 1987, S. 14

Im zu Fuß etwa 25 Minuten entfernten Waigolshausen bestand ab 1854 ein Anschluss an die Bahnstrecke von Würzburg nach Schweinfurt,[17] der durch die Einführung einer mindestens zweimal täglich verkehrenden Postkutschenfahrt von Werneck zum Bahnhof noch verbessert wurde.[18]

Durch die genannte Eisenbahnstrecke, aber auch mit Kutschen oder zu Fuß waren Universität und Kreissitz im etwa 25 Kilometer entfernten Würzburg gut zu erreichen.[19]

Nicht zuletzt spielte die Schlossanlage selbst eine Rolle: Während der weitläufige Park genügend Möglichkeiten zum Spaziergang bot, sollten die angeschlossenen Ländereien auch Beschäftigung und Lebensmittelversorgung der Patienten sicherstellen.

3.3.2 Um- und Ausbaumaßnahmen am Schloss

Noch 1853 wurde unter Führung des Königlichen Regierungs- und Kreismedizinalrates Dr. Schmidt mit den Um- und Ausbauarbeiten am Schloss begonnen. Den Plan für diese Maßnahmen hatte der Königliche Bauinspektor Mack entworfen.

Schon Dr. Kaufmann, von 1896 bis 1915 Direktor der Wernecker Anstalt, empfand es in einem von ihm anlässlich des 50jährigen Jubiläums der Anstaltsgründung verfassten Bericht[20] als bedauernswert, dass zu diesem Zeitpunkt noch kein Anstaltsarzt ernannt worden war, der Einflussmöglichkeiten auf die Baumaßnahmen gehabt hätte – denn diese sahen im Sinne einer „Heil- und Pflegeanstalt“ eine strikte Trennung der „Heilbaren“, die im Schloss selbst untergebracht werden sollten, von den lediglich zu pflegenden „Unheilbaren“ vor, für welche die Nebengebäude gedacht waren.[21]

[17] Kaufmann, Severin, 1905, S. 27
[18] Pfeuffer, Ulrich, 1995, S. 9
[19] Kaufmann, Severin, 1905, S. 27
[20] Kaufmann, Severin, 1905, S. 28
[21] Kaufmann, Severin, 1905, S. 36

Diese ursprüngliche Idee zur Verwendung der Gebäude wurde schon in den ersten Monaten nach der Gründung verworfen, da vor allem der erste Anstaltsleiter von Gudden der Meinung war, dass es in der Behandlung der Heilbaren und Unheilbaren keine wesentlichen Unterschiede gebe – er unterteilte die Gebäude dagegen in vier Bereiche, die vor allem zwischen „ruhigen" und „unruhigen" Patienten beider Geschlechter trennen sollte.[22] Als „unruhige" Patienten verstand man zu dieser Zeit vor allem *„[...] die gänzlich Verkommenen, die moralischen und physischen Abscheu einflössenden, darunter die irren Verbrecher, ein Teil der Epileptiker und die tob- und schreisüchtigen Kranken"*.[23]

3.3.3 Eröffnung der „Kreisirrenanstalt Werneck"

Die feierliche Eröffnung der „Kreisirrenanstalt Werneck für Unterfranken und Aschaffenburg" fand am 1. Oktober 1855 statt. Zum ersten Anstaltsleiter wurde Dr. Bernhard von Gudden (1824–1886) berufen, der bis dahin im badischen Ilmenau tätig gewesen war und sich dort den Ruf eines engagierten und bahnbrechenden Psychiaters, aber auch eines geschickten Organisators erworben hatte.[24] Vor allem letztere Fähigkeit wurde nun von ihm verlangt: Er sollte in Werneck nach dem Anspruch der Regierung von Unterfranken und Aschaffenburg eine der führenden psychiatrischen Anstalten Bayerns mit der nötigen Infrastruktur einrichten.[25]

---

[22] vgl. hierzu den Plan vom umgebauten Schloss im Anhang, S. 40
[23] Kaufmann, Severin, 1905, S. 36
[24] Treutwein, Karl, 1982, S. 40
[25] Gudden, Wolfgang, 1987, S. 64

4 Amtszeit von Dr. von Gudden (1855–1869)

DR. BERNHARD VON GUDDEN, geboren am 7. Juni 1824 in Kleve an der deutsch-niederländischen Grenze, war nach Abschluss seines Medizinstudiums seit 1849 als Assistenzarzt zunächst in der psychiatrischen Klinik von Siegburg im Süden Nordrhein-Westfalens, anschließend im badischen Ilmenau tätig gewesen,[26] ehe er Ende 1854 auf die Ausschreibung der Direktorenstelle der neu zu gründenden Anstalt in Werneck aufmerksam wurde.

Er setzte sich mit seiner Bewerbung gegen DR. FRIEDRICH KARL STAHL, einen Psychiater aus Bayreuth, durch und wurde am 10. Mai 1855 zum *„dirigierenden Oberarzt und Verwalter der Kreisirrenanstalt zu Werneck"* berufen. Dass er sein Amt erst am 26. September desselben Jahres antreten konnte, lag am zu dieser Zeit noch nötigen Erwerb eines Indigenats, weil GUDDEN nicht aus Bayern stammte. Dieses „Heimatrecht" wurde ihm schließlich am 13. September 1855 erteilt.[27]

Nachdem sich GUDDEN mit den Gegebenheiten vor Ort vertraut gemacht hatte, wurde die „Kreisirrenanstalt Werneck für Unterfranken und Aschaffenburg" am 1. Oktober 1855 offiziell eröffnet. Mit Rücksicht auf die anfangs gegebene bauliche und strukturelle Einrichtung der Anstalt und weil die erste Zeit außerdem hauptsächlich dem Aufbau einer funktionierenden Organisation und Infrastruktur gewidmet werden sollte, wurde die maximale Aufnahmekapazität zunächst auf 120 Patienten festgelegt.[28]

[26] Gudden, Wolfgang, 1987, S. 32
[27] Gudden, Wolfgang, 1987, S. 60–66
[28] Gudden, Wolfgang, 1987, S. 67

4.1 Guddens Personalpolitik

Mit Ausnahme von EMMA TO DER HORST, die zusammen mit GUDDEN aus Ilmenau nach Werneck gewechselt und für die Ausbildung des weiblichen Pflegepersonals zuständig war, hatte GUDDEN kein Personal aus anderen Anstalten übernommen, sondern einen HAUPTMANN VON GUMPENBERG mit der Auswahl von geeigneten *„Wärtern aus der Sanitätskompagnie"* beauftragt.[29] Bei der Einstellung dieser ehemaligen Soldaten dürften zwei Faktoren eine Rolle gespielt haben: Einerseits besaßen sie keinerlei Erfahrungen im Bereich der Psychiatrie und konnten so von Anfang an mit GUDDENS Pflegeprinzipien vertraut gemacht werden, andererseits waren sie es gewohnt, Anweisungen ohne Widerrede zu befolgen.[30]

In der Anfangszeit stand GUDDEN nur ein Assistenzarzt zur Seite: DR. RABUS wurde zeitgleich mit ihm berufen.[31] Schon 1861 war wegen der gestiegenen Patientenzahlen eine zweite Arztstelle nötig, die schließlich durch DR. HOPP besetzt wurde.[32]

Beide Ärzte, aber auch ihre Nachfolger DR. DÖDERLEIN und DR. GRASHEY, die nach einem tödlichen Unglück 1867 nachrückten,[33] arbeiteten stets im Sinne GUDDENS, der so seine Ansichten einer modernen Psychiatrie verwirklichen konnte.

4.2 Guddens psychiatrische Arbeit

GUDDEN hatte sich schon vor seiner Zeit in Werneck den Ruf eines engagierten Psychiaters erworben, der Neuerungen offen gegenüberstand:[34] Vor allem das von dem Engländer JOHN CONOLLY (1794–1866) und dem Franzosen PHILIPPE PINEL (1745–1826) losgetretene Ideal des „No-Restraint", in dessen Sinne den Patienten möglichst keinerlei Zwänge auferlegt werden sollten, diente ihm dabei als Vorbild.[35]

Durch die Veröffentlichung eines eigenen Berichtes, in dem GUDDEN seine Vorstellungen einer optimalen psychiatrischen Behandlung darlegte, sind seine Maßnahmen gut überliefert.

---

[29] Kaufmann, Severin, 1905, S. 38–41
[30] Gudden, Wolfgang, 1987, S. 85
[31] Gudden, Wolfgang, 1987, S. 76
[32] Kaufmann, Severin, 1905, S. 41f
[33] vgl. hierzu Kapitel 4.3.1
[34] Treutwein, Karl, 1982, S. 40
[35] Gudden, Bernhard von, 1869, S. 13

4.2.1 Einführung eines Tagesberichtes

Eine der grundlegendsten Neuerungen unter GUDDEN war die Einführung eines Tagesberichtes, in dem genau Buch geführt wurde über das Verhalten der Patienten, ihren Schlaf, notwendige Disziplinarmaßnahmen, aber auch über ihre Tätigkeiten – so gab es eine Zeile mit möglichen Beschäftigungen, welche die Patienten tagsüber hatten: Dort tauchen unter anderem *„Hausarbeit"*, *„Zeichnen"* oder *„Musik"* auf.[36]

4.2.2 Beschränkungen und Disziplinarmittel

„Nicht ohne eine gewisse innere Befriedigung" stellte GUDDEN in seinem Bericht fest, dass die notwendigen mechanischen Beschränkungen der Patienten – er verstand darunter vor allem Zwangsjacken und Fixationen – seit Gründung der Anstalt immer weniger angewendet wurden und auch für die Einrichtung eines *„Polsterzimmers"* kein Bedarf bestand: Das *„No-Restraint-System"* sei *„regelrecht durchgeführt"*.[37]

Isolierungen kamen dagegen *„der Natur der Sache nach nicht so selten vor"*: Etwa zwei Prozent der Patienten verbrachten regelmäßig ein paar Stunden in Isolation. GUDDEN war aber bewusst, dass *„dauernde Isolirung brutalisirt"*, weswegen er sie möglichst vermeiden wollte.[38]

Die Durchführung dieser zwangfreien Psychiatrie war keineswegs einfach, doch GUDDEN vertraute darauf, dass das Personal *„instinctiv"* Möglichkeiten fand, mit den Patienten auch ohne die *„ultima ratio"* einer Zwangsjacke auszukommen.[39]

Dazu dienten unter anderem die so genannten *„Disciplinarmittel"*, mit denen Patienten, die den Anweisungen der Ärzte und Pfleger nicht folgen wollten, gefügig gemacht werden sollten: Unter GUDDEN wurden kalte Bäder und Regenbegießungen sowie der Entzug von Tabak, Bier, Taschengeld und freiem Ausgang angewendet.[40]

---

[36] Gudden, Bernhard von, 1869, S. 4f
[37] Gudden, Bernhard von, 1869, S. 13–17
[38] Gudden, Bernhard von, 1869, S. 17f
[39] Gudden, Bernhard von, 1869, S. 15
[40] Gudden, Bernhard von, 1869, S. 18

4.2.3 Beschäftigungsmaßnahmen

Schon GUDDEN erkannte den Wert einer sinnvollen Beschäftigung für die Patienten: *„Ein sehr wichtiges Capitel."* Dabei sah er vor allem im Schlosspark und den umliegenden landwirtschaftlichen Flächen *„geeignete und sehr gesunde Arbeit"* und ließ hier vor allem Männer bei Erdarbeiten mitwirken:[41] Der noch heute direkt vor dem Schlossgebäude gelegene Weiher wurde fast ausschließlich von Patienten der Psychiatrie angelegt.[42]

Für Frauen war vor allem in der Waschanstalt für Arbeit gesorgt – diese übten ihre Tätigkeit offenbar so gut aus, dass die Zahl der *„gesunden Wäscherinnen"* reduziert werden konnte.[43]

4.3 Guddens Baumaßnahmen

Neben seiner Tätigkeit im Bereich der Organisation und psychiatrischen Arbeit kam GUDDEN auch eine Aufgabe zu, mit der er in seiner bisherigen Berufslaufbahn wenig zu tun gehabt hatte, die aber aufgrund der Gegebenheiten unumgänglich war: Er sollte in Werneck auch die für eine große psychiatrische Anstalt notwendige Infrastruktur erschaffen.

4.3.1 Bau eines Latrinensystems

Schon in den ersten Jahren zeigte sich, dass die vorhandenen Abwasseranlagen für die anfangs festgesetzte Zahl von 120 Patienten noch reichen, auf Dauer aber durch die gestiegene Beanspruchung unhaltbar sein würden. Aus diesem Grund entwarf GUDDEN zusammen mit dem Kreisbaubeamten OEHL ein eigenes Latrinensystem, das 1865 in Betrieb genommen wurde und einerseits eine Verunreinigung und Geruchsbelästigung der Anstalt verhinderte, andererseits aber auch eine Nutzung der Fäkalien zur Düngung der landwirtschaftlichen Flächen möglich machte.[44]

Nur zwei Jahre später kam es bei Routinearbeiten an der Sammelgrube des Abwassersystems zu einem folgenschweren Unglück: Austretende Grubengase töteten zunächst den leichtsinnig handelnden Maurergesellen GRÖMLING und anschließend die Wärter GERZ, MARTIN und STEINBACH sowie die Ärzte DR. HOPP und DR. RABUS, die jeweils zur Hilfe eilen wollten, durch die Gase dann aber bewusstlos wurden, selbst in die Grube fielen und erstickten.

---

[41] Gudden, Bernhard von, 1869, S. 19
[42] Treutwein, Karl, 1982, S. 40
[43] Gudden, Bernhard von, 1869, S. 20
[44] Kaufmann, Severin, 1905, S. 43–45

GUDDEN beschrieb die Ereignisse in einem Bericht an die Königliche Regierung von Unterfranken und Aschaffenburg sehr detailliert,[45] während DR. KAUFMANN in seinem Bericht zum 50jährigen Jubiläum der Anstalt in Werneck den Maurergesellen nicht erwähnt und stattdessen den Wärter STEINBACH als Schuldigen nennt.[46]

Bedeutsam ist dieses Ereignis vor allem wegen der erstmaligen Begegnung von GUDDEN und DR. HUBERT GRASHEY, der zusammen mit dem *Regierungs- und Kreismedizinalrath* DR. ESCHERICH zur Untersuchung des Unglücks nach Werneck geschickt wurde und dort dann eine der beiden Arztstellen übernahm.[47]

GRASHEY wurde 1869 für kurze Zeit Guddens Nachfolger als Direktor der Anstalt in Werneck und heiratete später außerdem eine seiner Töchter.

4.3.2 Einrichtung einer Hausapotheke

Schon im Dezember 1857 ließ GUDDEN eine anstaltseigene Apotheke einrichten, wobei ihm in diesem Fall auch der Zufall in die Hände spielte: Der Pharmazeut DÖLGER war selbst Patient in Werneck gewesen und hatte GUDDEN, *„von einer schweren Melancholie genesen"* und voller Dankbarkeit, seine Dienste angeboten. Gegen freie Verpflegung und ein Gehalt von 60 Gulden richtete er mit einem Budget von 200 Gulden die Apotheke mit den nötigen Medikamenten ein.[48]

4.3.3 Weitere Baumaßnahmen

GUDDEN erkannte schnell, dass die vorhandenen Gebäude bei weitem nicht für die auf Dauer vorgesehene Zahl von 400 Patienten[49] ausreichen würden und ließ deshalb unter anderem einen eigenen Bau für die Waschanstalt, eine neue Großküche und Wohnmöglichkeiten für die Angestellten errichten.[50]

Daneben betätigte er sich auch im Bereich des Brandschutzes und ließ schon 1860 an allen Gebäuden Blitzableiter anbringen, eine schlosseigene Feuerspritze anschaffen und *„eine Hausfeuerwehr"* organisieren:[51] Die Freiwillige Feuerwehr in Werneck selbst wurde nämlich erst 1873 gegründet.[52]

---

[45] Gudden, Wolfgang, 1987, S. 78–80
[46] Kaufmann, Severin, 1905, S. 45–47
[47] Gudden, Wolfgang, 1987, S. 80
[48] Kaufmann, Severin, 1905, S. 38
[49] Kaufmann, Severin, 1905, S. 48
[50] Kaufmann, Severin, 1905, S. 42
[51] Kaufmann, Severin, 1905, S. 47
[52] Freiwillige Feuerwehr Werneck, vgl. Anhang, S. 41

4.4 Guddens weiterer Lebensweg

Nachdem GUDDEN schon mehrfach Offerten anderer psychiatrischer Anstalten zum Beispiel in München und Siegburg trotz der Aussicht auf das doppelte Gehalt abgelehnt hatte,[53] konnte er schließlich 1869 einem Angebot aus der Schweiz nicht mehr widerstehen: Er hatte eine Stelle als Direktor einer neu erbauten Anstalt und eine Professur der Universität Zürich in Aussicht gestellt bekommen und sah dort außerdem einen *„unstreitig angenehmeren Aufenthalt in der reizend gelegenen Stadt Zürich und die Erleichterung der Erziehung seiner zahlreichen Kinder"*.[54]

GUDDEN blieb allerdings nur drei Jahre in Zürich: 1872 wurde er der erste Professor für Psychiatrie an der Ludwig-Maximilians-Universität in München und war dort außerdem Direktor der Oberbayerischen Kreisirrenanstalt.[55]

Bis heute von vielen Sagen umwoben und vielfach literarisch verarbeitet ist sein Tod: GUDDEN ertrank am 13. Juni 1886 zusammen mit KÖNIG LUDWIG II. VON BAYERN (1845–1886), als dessen Leibarzt er zu dieser Zeit „nebenbei" tätig war, im Starnberger See unter bis heute ungeklärten Umständen.

Nur fünf Tage zuvor hatte er zusammen mit drei anderen Psychiatern – darunter mit GRASHEY und HUBRICH zwei weitere Ärzte, die in Werneck zeitweise als Direktoren wirkten – dem König eine ausgeprägte Geisteskrankheit attestiert und so seine Entmündigung bewirkt.[56]

[53] Gudden, Wolfgang, 1987, S. 74
[54] Gudden, Wolfgang, 1987, S. 89
[55] Gudden, Wolfgang, 1987, S. 113
[56] Treml, Manfred, 2006, S. 112

5 Amtszeit von Dr. Grashey (1869–1870)

DR. HUBERT GRASHEY, geboren am 31. Oktober 1839 in Bad Grönenbach im Allgäu, studierte bis 1865 Medizin in Würzburg, ehe er 1867 erstmals mit GUDDEN in Kontakt kam: Zur Aufklärung eines tödlichen Unglücks[57] begleitete er den *Regierungs- und Kreismedizinalrath* DR. ESCHERICH nach Werneck und übernahm dort sofort eine der beiden nun unbesetzten Arztstellen.[58]

Nach GUDDENS Weggang 1869 übernahm er für fünf Monate kommissarisch die Aufgabe des Leitenden Oberarztes, ehe mit DR. HUBRICH ein geeigneter Mann für den Posten des Direktors gefunden wurde – GRASHEY selbst kam aufgrund seiner geringen Erfahrung noch nicht in Frage.[59]

5.1 Grasheys psychiatrische Arbeit

GRASHEY war in der kurzen Zeit seiner leitenden Tätigkeit vor allem darauf bedacht, GUDDENS Arbeit fortzuführen. Dies zeigt sich unter anderem an der Tatsache, dass unter seiner Leitung ganz im Sinne des „No-Restraint“ kein einziger Patient mehr *„mechanisch beschränkt“* - also fixiert - wurde.[60]

Obwohl seine Aufgabe hauptsächlich darin gesehen wurde, die Anstalt mit inzwischen 380 Patienten einige Monate am Laufen zu halten und ordentlich zu übergeben, führte GRASHEY dennoch auch einige Veränderungen ein: So strich er kalte Bäder und Begießungen und beschränkte die Strafmethoden auf den Entzug von Bier, Tabak, Taschengeld und freiem Ausgang – diese Lockerung war für einige Patienten scheinbar ein neuer Ansporn, ihre Tätigkeiten ordentlich auszuführen.[61]

[57] vgl. hierzu Kapitel 4.3.1
[58] Gudden, Wolfgang, 1987, S. 80
[59] Kaufmann, Severin, 1905, S. 48
[60] Kaufmann, Severin, S. 49
[61] Kaufmann, Severin, 1905, S. 48–50

5.2 Grasheys weiterer Lebensweg

Nachdem HUBRICH vom 1. März 1870 an die Anstalt als neuer Direktor führte, blieb GRASHEY noch bis zum Mai 1873 als Assistenzarzt in Werneck, ehe er zum Direktor der Kreisirrenanstalt für Niederbayern ernannt wurde.[62] GRASHEY heiratete eine Tochter GUDDENS und wurde nach dessen Tod 1886 sein Nachfolger als Professor für Psychiatrie an der Ludwig-Maximilians-Universität und als Direktor der Oberbayerischen Kreisirrenanstalt in München, wo er am 24. August 1914 starb.[63]

---

[62] Kaufmann, Severin, S. 51

[63] SGIPT – Internet Publikation für Allgemeine und Integrative Psychotherapie, vgl. Anhang, S. 42

6 Amtszeit von Dr. Hubrich (1870–1896)

DR. MAX HUBRICH, geboren am 19. September 1837 im oberbayerischen Schäftlarn, studierte bis 1862 in München und war dort nach einem Auslandsaufenthalt in England bis 1870 Assistenzarzt an der Oberbayerischen Kreisirrenanstalt.[64] Am 1. März 1870 trat er die Nachfolge von GUDDEN an und löste damit GRASHEY ab, der die Anstalt in Werneck mehrere Monate kommissarisch geleitet hatte.

HUBRICH starb am 16. Februar 1896. Er war bis zu seinem Lebensende als Direktor der Kreisirrenanstalt in Werneck tätig.[65]

6.1 Hubrichs psychiatrische Arbeit

HUBRICH lehnte als Anhänger des „Non-Restrainment" jegliche beschränkenden Maßnahmen ab und übte sein Direktorenamt deshalb nicht nur in GUDDENS Sinne aus, sondern baute die Freiheiten der Patienten sogar noch aus, wofür er vor allem von der Wernecker Dorfbevölkerung, aber auch in einem offiziellen Regierungsbericht kritisiert wurde: So gestattete er den Patienten Wirtshausbesuche und ließ im Schlosspark selbst *„gefährliche Kranke"* teilweise ohne Aufsicht spazieren gehen.[66]

Für diese offene Anstaltsführung bezahlte HUBRICH im Februar 1877 beinahe selbst mit dem Leben: Ein „Paranoiker" verletzte ihn mit einer Schusswaffe dank *„einem glücklichen Zufalle"* allerdings nur leicht.[67] Durch diesen Zwischenfall alarmiert, sah sich die lokale Presse in ihrer Kritik bestätigt und forderte strengere Maßnahmen zur Überwachung und Unterbringung der Patienten – ob HUBRICH diesem Aufruf Folge leistete, ist nicht überliefert.[68]

Da HUBRICH vor allem der Schlosspark sehr am Herzen lag, sah er in diesem Beschäftigungsmöglichkeiten für die Patienten der Anstalt: Sie sollten den *„schönen Park"*[69] nicht nur für Spaziergänge nutzen, sondern sich auch um Ausbau und Unterhalt der Anlagen kümmern.[70]

---

64 SGIPT – Internet Publikation für Allgemeine und Integrative Psychotherapie, vgl. Anhang, S. 42
65 Kaufmann, Severin, 1905, S. 60
66 Pfeuffer, Ulrich, 1995, S. 21f
67 Kaufmann, Severin, 1905, S. 52
68 Pfeuffer, Ulrich, 1995, S. 22
69 Kaufmann, Severin, 1905, S. 62
70 Kaufmann, Severin, 1905, S. 56

Als besondere Leistung während HUBRICHS Amtszeit wurde die Arbeit eines seiner Assistenzärzte angesehen: Ein DR. SCHWAB hatte bei ehemaligen Soldaten, die nun Patienten der Wernecker Anstalt waren, einen Zusammenhang zwischen ihrer psychischen Erkrankung und den Kriegserlebnissen nachgewiesen und diesen dadurch beträchtliche Pensionszahlungen beschert.[71]

6.1.1 Bettbehandlung nach Dr. Neisser

Unter HUBRICH wurde die so genannte „Bettbehandlung" nach DR. CLEMENS NEISSER (1861–1940) eingeführt, bei der die Meinung vertreten wurde, dass das Gehirn als krankes „Organ" Ruhe brauche – dieses Therapieprinzip wurde von der somatischen Medizin übernommen, in der die Bettruhe zu dieser Zeit eine große Rolle spielte.[72]

Erst viele Jahre später zeigte sich, dass bei dauerhafter Bettlägerigkeit der Patienten die Gefahr des Hospitalismus drohte – die Beschäftigungstherapie nach HERMANN ergriff dazu Gegenmaßnahmen.[73]

6.2 Hubrichs Baumaßnahmen

6.2.1 Ausbau und Verschönerung des Schlossparks

HUBRICHS bauliche Maßnahmen beschränkten sich vor allem auf den Ausbau und die Verschönerung des Schlossparks, da zumindest am Anfang seiner Amtszeit alle anderen notwendigen Einrichtungen vorhanden waren. So ließ er die Patienten vor allem befestigte Spazierwege durch den Park anlegen und diese mit Ruhesitzen versehen. Aber auch vom Bau eines Aussichtsturms und der Verschönerung der landschaftlichen Anlagen des Parks wird berichtet.[74]

6.2.2 Bau eines Wohnhauses für den Direktor

Auch zu seinem eigenen Nutzen ließ HUBRICH 1892 auf dem Schlossgelände ein eigenes Wohnhaus für den Direktor bauen, das er selbst allerdings nur noch drei Jahre bis zu seinem Tode bewohnte.[75]

---

[71] Kaufmann, Severin, 1905, S. 52
[72] Pfeuffer, Ulrich, 2005
[73] vgl. hierzu Kapitel 9.1
[74] Kaufmann, Severin, 1905, S. 52–56
[75] Kaufmann, Severin, 1905, S. 59f

6.2.3 Weitere Baumaßnahmen

Da der Krankenstand in der Wernecker Anstalt schon 1882 auf 458 gestiegen war und damit deutlich über der Maximalkapazität von 400 Patienten lag, wurden unter HUBRICH nach Genehmigung durch Regierungsvertreter in zeitlichem Abstand zwei Erweiterungsbauten für jeweils etwa 70 Patienten errichtet.[76]

Daneben ließ er unter anderem *„Kolonien"*, also Außenstellen einrichten: So stellte die bis heute betriebene Gärtnerei zusammen mit den landwirtschaftlichen Flächen außerhalb des Schlossparks die Nahrungsmittelversorgung der Patienten sicher.[77]

[76] Kaufmann, Severin, 1905, S. 54–58
[77] Kaufmann, Severin, 1905, S. 61f

7 Amtszeit von Dr. Kaufmann (1896–1915)

DR. SEVERIN KAUFMANN war schon seit 1877 zunächst als Zweiter,[78] ab 1883 dann als Nachfolger des bereits erwähnten DR. SCHWAB als Erster Assistenzarzt in Werneck tätig gewesen,[79] ehe er am 16. Mai 1896 zu HUBRICHS Nachfolger ernannt wurde. KAUFMANN war bis zu seiner Pensionierung im Oktober 1915 als Direktor der Anstalt tätig.[80]

Neben seiner Arbeit als Direktor der Anstalt betätigte sich KAUFMANN auch als Chronist: 1905 veröffentlichte er anlässlich des 50-jährigen Jubiläums der Anstalt unter dem Titel *„Schloss Werneck – Die Kreis-Irrenanstalt für Unterfranken"* einen umfangreichen Bericht über die ersten 50 Jahre Psychiatrie in Werneck.

7.1 Kaufmanns psychiatrische Arbeit

Wie in der von ihm verfassten Chronik nachzulesen ist, war KAUFMANN von der Arbeit seiner Vorgänger sehr überzeugt und führte daher deren Behandlungsmaßnahmen größtenteils unverändert fort.

Einen besonderen Schwerpunkt setzte KAUFMANN auf die Arbeitstherapie, da er annahm, dass *„Arbeit den Heilzweck fördert"*. Zur Zeit des 50-jährigen Anstaltsjubiläums waren um die 300 Patienten – etwas mehr als ein Drittel des Krankenstandes – in den verschiedensten Bereichen tätig: Während die landwirtschaftlichen Flächen vollständig durch Patienten bestellt wurden, beteiligten sich andere an den Arbeiten zum Beispiel in der Gärtnerei, der Ökonomie, der Küche oder der Waschanstalt.[81]

KAUFMANN erkannte aber auch den Nutzen einer „angenehmen" Beschäftigung für die Patienten: So gab es um die Jahrhundertwende bereits eine hauseigene Bibliothek für die *„Ergötzung"* der Kranken, daneben sind aber auch *„Musikproben unter Leitung des Anstaltslehrers"*, Billard- und Kegelnachmittage und Turnunterricht für *„jüngere Kranke"* überliefert.[82]

---

[78] Kaufmann, Severin, 1905, S. 52
[79] Kaufmann, Severin, 1905, S. 55
[80] Pfeuffer, Ulrich, 1995, S. 41
[81] Kaufmann, Severin, 1905, S. 72–74
[82] Pfeuffer, Ulrich, 1995, S. 28f

7.2 Kaufmanns Baumaßnahmen

Schon HUBRICH hatte im letzten Jahresbericht vor seinem Tode die Befürchtung geäußert, dass die Gebäude der Anstalt für die stetig steigende Zahl an Patienten nicht mehr ausreichen könnten: 1895 betrug der Krankenstand bereits 336 Männer und 301 Frauen – neue Patienten konnten nur dann aufgenommen werden, wenn vorher ein Abgang erfolgt war.

Während KAUFMANNS Amtszeit wurden deshalb in zwei Phasen Erweiterungsbauten errichtet: Zunächst 1899 für etwa 120 und nur vier Jahre später für etwa 100 Patienten. Dass auch die zweite Erweiterung unumgänglich war, zeigt die Anstaltsbelegung: 1905 waren bereits 825 Männer und Frauen in Werneck untergebracht – damit hatte sich die Zahl der Patienten in 25 Jahren fast verdoppelt.[83]

Andere größere Baumaßnahmen wurden nicht unternommen – KAUFMANN berichtet davon, dass *„Küche und Waschanstalt den Mehranforderungen genügten und Wasser in hinreichender Menge vorhanden war."*[84]

Um die Jahrhundertwende wurde auch der Bau einer zweiten „Kreisirrenanstalt" für Unterfranken beschlossen, die schließlich 1912 in Lohr am Main eröffnet wurde[85] und in die dann etwa 200 Patienten aus Werneck verlegt wurden.[86] Zuvor hatte es Pläne gegeben, die Wernecker Anstalt den Anforderungen entsprechend zu erweitern, was aber auf den Widerstand von KAUFMANN gestoßen war.[87]

[83] Kaufmann, Severin, 1905, S. 63–69
[84] Kaufmann, Severin, 1905, S. 63
[85] Wege zur Humanität – Katalog zur Psychiatrie-Ausstellung 1987 in München, 1987, S. 14
[86] Pfeuffer, Ulrich, 1995, S. 39
[87] Kaufmann, Severin, 1905, S. 70

8 Amtszeit von Dr. Ast (1916–1928)

DR. FRITZ AST trat am 1. Januar 1916 die Nachfolge des pensionierten KAUFMANN zu einem denkbar schwierigen Zeitpunkt an: Seit 1 ½ Jahren tobte in Europa der Erste Weltkrieg – dessen Auswirkungen waren zunächst vor allem durch Personalengpässe zu spüren: 1917 hatten 22 der 94 Pfleger, die größtenteils als Reservisten gemeldet waren, und zwei der sieben Ärzte Kriegsdienst zu leisten.[88]

Daneben wurden auf Dauer vor allem die Patienten durch die Versorgungsengpässe der Kriegszeit hart getroffen: Nachdem das Kriegsernährungsamt im Februar 1917 den Beschluss erlassen hatte, dass *„die Insassen der Anstalten für Geisteskranke und Sieche"* hinsichtlich der Zuteilung von Lebensmitteln der gesunden Bevölkerung gleichzustellen seien,[89] wurde die Nahrungsmittelversorgung der Wernecker Anstalt drastisch gekürzt. Im Gegensatz zu den Menschen außerhalb der Anstalten hatten die Patienten aber keine Möglichkeit, sich auf dem freien Markt zusätzlich zu versorgen. Für die 30 öffentlichen und privaten psychiatrischen Anstalten in Bayern ist in der Zeit von 1914 bis 1917 eine Verdreifachung der Sterberate unter den Patienten belegt.[90]

In der Nachkriegszeit wurde auch der Kohlenmangel in Deutschland – bedingt durch Transportprobleme, Reparationszahlungen und den Verlust der Kohlereviere in Oberschlesien – zu einem ernsten Problem: In einem im Februar 1920 veröffentlichten Bericht in der *„Psychiatrisch-Neurologischen Wochenschrift"* litten 66 von 67 befragten psychiatrischen Anstalten derart unter Kohlen- und Strommangel, dass teilweise nicht einmal die Zubereitung von Warmwasser zum Kochen und Waschen sichergestellt war.[91]

8.1 Asts psychiatrische Arbeit

Die gesamte Kriegs- und Nachkriegszeit über war AST vor allem darum bemüht, den Ablauf des Anstaltslebens soweit wie möglich aufrechtzuerhalten – an besondere psychiatrische Maßnahmen war in dieser Zeit nicht zu denken. Dies änderte sich Anfang der Zwanziger Jahre, nachdem sich die Lage wieder normalisiert hatte:

[88] Pfeuffer, Ulrich, 1995, S. 39
[89] Faulstich, Heinz, 1998, S.42
[90] Faulstich, Heinz, 1998, S.65
[91] Faulstich, Heinz, 1998, S.71

8.1.1 Fiebertherapie nach Dr. Wagner von Jauregg

Der österreichische Psychiater Dr. Julius Wagner von Jauregg (1857–1940) veröffentlichte 1917 eine Studie über die so genannte *„Malariatherapie"*, durch die es ihm gelungen war, die Progressive Paralyse bei Syphilis-Patienten mithilfe eines durch Malaria-Erreger erzeugten Fiebers zu behandeln. Da die Syphilis bis dahin eine der häufigsten Krankheiten in den psychiatrischen Anstalten dargestellt hatte, war der Erfolg dieser Therapie durchschlagend – Wagner-Jauregg erhielt für seine Arbeit 1927 als bis heute einziger Psychiater den Nobelpreis für Medizin.[92]

Wann genau die Fiebertherapie in Werneck eingeführt wurde, ist nicht überliefert, allerdings muss es in Asts Amtszeit gewesen sein: Vom April 1922 ist nämlich noch eine Fieberverlaufskurve zur Überwachung eines Patienten erhalten geblieben.[93]

8.1.2 Schlafkur nach Dr. Kläsi-Blumer

Bei der von dem Schweizer Dr. Jakob Kläsi-Blumer (1883–1980) postulierten Schlafkur[94] ging man davon aus, dass bei erregten Schizophrenen ein „Teufelskreislauf" aus Aufgeregtheit und dadurch entstehender Überlastung von Geist und Körper vorläge. Dieser sollte durch einen zehn bis zwölf Tage andauernden Schlafzustand, hervorgerufen durch das Schlafmittel *Somnifen*, durchbrochen werden – der Patient wurde in dieser Zeit über eine Sonde mit Flüssignahrung versorgt.[95]

Auch bei dieser psychiatrischen Maßnahme ist das genaue Datum der Einführung in Werneck nicht mehr überliefert.

8.2 Asts Baumaßnahmen

Da erst 1912 eine zweite psychiatrische Anstalt für Unterfranken in Lohr am Main[96] eröffnet worden war, hatte Ast erheblich weniger mit dem Krankenstand zu kämpfen als seine Vorgänger: 1916 waren durchschnittlich 608 Patienten in Werneck untergebracht – etwa 200 weniger als noch zehn Jahre zuvor.[97] Dementsprechend sind auch keine größeren Bautätigkeiten unter Asts Wirken überliefert.

---

[92] Ackerknecht, Erwin H., 1985, S. 102
[93] Pfeuffer, Ulrich, 2005, vgl. Anhang, S. 43
[94] Ackerknecht, Erwin H., 1985, S. 102
[95] Pfeuffer, Ulrich, 2005
[96] Wege zur Humanität – Katalog zur Psychiatrie-Ausstellung 1987 in München, 1987, S. 14
[97] Schmelter, Meesmann, Walter, Praxl, 1999, S. 51

9 Amtszeit von Dr. Entres (1929–1934)

DR. JOSEF ENTRES übernahm das Amt des Anstaltsleiters von Werneck am 1. November 1929 und löste damit den in Pension gegangenen AST ab. ENTRES selbst war allerdings nicht lange in Werneck tätig: Als Mitglied der Bayerischen Volkspartei war er nach der Machtübernahme der Nationalsozialisten 1933 dem Aufruf zum Beitritt in die NSDAP nicht gefolgt und wurde deshalb am 30. November 1934 in das oberfränkische Kutzenberg (heute ein Ortsteil von Ebensfeld) versetzt – schon damals war die politische Motivation dieser Maßnahme bekannt.[98]

9.1 Entres' psychiatrische Arbeit

Trotz seiner kurzen Tätigkeit in Werneck fällt in die Amtszeit von ENTRES die Einführung der Beschäftigungstherapie nach DR. SIMON HERMANN (1867–1947). Bedingt durch die falsch verstandene Bettbehandlung nach DR. NEISSER waren zu dieser Zeit nämlich bis zu sechzig Prozent der Patienten andauernd im Bett und hospitalisierten dadurch zusehends.[99]

Als Gegenmaßnahme wurde nun durch die von HERMANN 1929 veröffentlichte Therapie damit begonnen, Patienten *unter Beachtung* ihrer jeweiligen Persönlichkeit, Krankheit und Fähigkeit mit Aufgaben zu betrauen und die Fortschritte genauestens zu dokumentieren[100] – hierin bestand der Unterschied zu den schon länger gebräuchlichen Beschäftigungsmaßnahmen, wie sie auch in Werneck üblich waren.[101]

[98] Schmelter, Meesmann, Walter, Praxl, 1999, S. 36f
[99] vgl. hierzu Kapitel 6.1.1
[100] Pfeuffer, Ulrich, 2005
[101] vgl. hierzu Kapitel 7.1

10 Amtszeit von Dr. Papst (1934–1940)

DR. PIUS PAPST - der NS-Obrigkeit wohl gesonnen - war in der „Kreisirrenanstalt" im oberbayerischen Eglfing (heute ein Ortsteil von Haar bei München) tätig gewesen, ehe er am 1. Dezember 1934 ENTRES ablöste und vorläufig die Geschäfte des Direktors führte. Das Amt selbst bekleidete er offiziell erst ab dem 1. April 1936.[102]

Nach Ausbruch des Zweiten Weltkrieges war PAPST vor allem mit zwei großen Problemen konfrontiert: Einerseits verlor er immer mehr Personal - schon zur Mobilmachung Richtung Polen wurden 22 Pfleger eingezogen -, andererseits trat aber auch eine schließlich kaum mehr zu bewältigende Raumnot ein: Durch Zusammenlegungen wie zum Beispiel am 11. September 1939, als 77 Männer und Frauen aus der aufgelösten Anstalt Klingenmünster nach Werneck verlegt wurden, stieg der Krankenstand rapide an, so dass die Anstalt 1940 1.101 Patienten beherbergte. Daneben mussten aber auch Räumlichkeiten für ein Reservelazarett mit 100 Betten bereitgestellt werden.[103]

10.1 Papsts psychiatrische Arbeit

Unter PAPST wurden mit DR. HORN und DR. FISCHEL zwei Ärzte neu eingestellt, die Erfahrungen mit den damals modernsten Behandlungsmethoden besaßen und diese mit der Unterstützung von speziell ausgebildeten Pflegern ausführten:[104]

10.1.1 Insulinschocktherapie nach Dr. Sakel

Der polnische Neurologe und Psychiater DR. MANFRED JOSHUA SAKEL (1900–1957) sah in der von ihm durch versehentliche Überdosierung entdeckten und 1933 veröffentlichten Insulinschocktherapie eine Möglichkeit, Symptome gewisser psychischer Krankheiten (vor allem Schizophrenie und Depressivität) zu behandeln. Dabei wurde Patienten solange eine tägliche gesteigerte Insulindosis verabreicht, bis diese in ein hypoglykämisches Koma fielen, bei dem es auch zu Krampfanfällen kommen konnte. Nach einigen Minuten wurde dieser Zustand durch die Injektion von Glukagon wieder beendet.[105]

[102] Schmelter, Meesmann, Walter, Praxl, 1999, S. 36
[103] Schmelter, Meesmann, Walter, Praxl, 1999, S. 38–51
[104] Pfeuffer, Ulrich, 1995, S. 35
[105] Ackerknecht, Erwin H., 1985, S. 103

Schon 1936 wurden in Werneck alle dafür notwendigen Vorbereitungen getroffen, ein Jahr später ist die Behandlung von 29 Patienten überliefert. Da diese Methode aber als personalintensiv und langwierig galt, wurde sie schon nach einigen Jahren kaum mehr angewendet.[106]

10.1.2 Cardiazolschockbehandlung nach Dr. Meduna

Der ungarische Neurologe DR. LADISLAS JOSEPH MEDUNA (1896–1964) veröffentlichte 1935 die Ergebnisse seiner seit 1933 betriebenen Arbeiten zu einer medikamentösen Schocktherapie, bei der er fälschlicherweise davon ausging, dass zwischen Epilepsie und Schizophrenie ein Antagonismus bestehe. Durch die Injektion von *Cardiazol* wurden deshalb Krämpfe und epileptische Anfälle hervorgerufen, die der Schizophrenie entgegenwirken sollten.[107]

In Werneck wurde die Cardiazolschocktherapie erstmals 1937 an zwei Patienten ausgeführt - in beiden Fällen allerdings ohne Erfolg.[108]

10.2 Medizinische Versuche während Papsts Amtszeit

Durch gelockerte Gesetzgebungen war es den Ärzten erstmals in der Geschichte der Wernecker Psychiatrie möglich, offen Experimente an Patienten durchzuführen.

10.2.1 Medikamentöse Studien mit Cardiazol und Azoman

Vor allem der Oberarzt HORN betrieb Studien zum bereits erwähnten *Cardiazol*, um die Wirksamkeit der Schocktherapie, aber auch den Zusammenhang zwischen künstlich ausgelösten Krampfanfällen und der Epilepsie zu untersuchen. Später weitete er seine Studien auch auf neu eingeführte Medikamente wie *Azoman* aus.[109]

---

[106] Schmelter, Meesmann, Walter, Praxl, 1999, S. 41f
[107] Ackerknecht, Erwin H., 1985, S. 103
[108] Schmelter, Meesmann, Walter, Praxl, 1999, S. 42
[109] Schmelter, Meesmann, Walter, Praxl, 1999, S. 42

10.2.2 Experimente zur Elektroschockbehandlung nach Dr. Cerletti

Der Italiener DR. UGO CERLETTI (1877–1963) hatte 1938 in Rom eine neue Form der Schizophrenie-Therapie eingeführt: In Medunas Sinne wurde auch hier ein Krampfanfall beim Patienten erzeugt – allerdings mithilfe von Stromimpulsen, die über Elektroden durch das Gehirn geleitet wurden.[110] Im Gegensatz zur Cardiazolschockbehandlung ist die Elektrokrampftherapie auch heute noch im Einsatz, wobei allerdings nicht mehr Schizophrenie, sondern vor allem Wahnvorstellungen und Depressivität eine Indikation darstellen.[111]

10.2.3 Versuche zur Multiplen Sklerose

PROF. DR. GEORG SCHALTENBRAND (1897–1979), Extraordinarius für Nervenheilkunde und Innere Medizin an der Julius-Maximilians-Universität Würzburg, ging davon aus, dass es sich bei der Multiplen Sklerose (MS) um eine Infektionskrankheit handle. In diesem Sinne führte er vor allem in der ersten Jahreshälfte 1940 Versuche durch, bei denen er MS-Patienten Gehirn- und Rückenmarksflüssigkeit *(Liquor cerebrospinalis)* entnahm, auf Affen übertrug und deren Liquor im Glauben, „Multiple-Sklerose-Erreger" gezüchtet zu haben, Patienten aus der Wernecker Anstalt injizierte.

Die Verwendung von psychisch Kranken für diese Versuche rechtfertigte er damit, dass er glaubte *„die Verantwortung tragen zu können, derartige Versuche an Menschen zu machen, die an einer unheilbaren vollkommenen Verblödung leiden."*[112]

[110] Ackerknecht, Erwin H., 1985, S. 103
[111] Pfeuffer, Ulrich, 2005
[112] Schaltenbrand, Georg: *Die Multiple Sklerose des Menschen.* Leipzig 1943, zitiert nach Schmelter, Meesmann, Walter, Praxl, 1999, S. 43

10.3 Zwangssterilisation der Patienten

Das *„Gesetz zur Verhütung erbkranken Nachwuchses"*, das am 25. Juli 1933 im Reichsgesetzblatt veröffentlich wurde und die Ausbreitung von vererbbaren Krankheiten unterbinden sollte, fand auch in Werneck schon bald häufige Anwendung: Von den 284 Anträgen auf Zwangssterilisation, die zwischen 1934 und 1939 eingereicht wurden, wurden 227 angenommen und die operativen Eingriffe durchgeführt.[113] Dabei klagte PAPST noch über den schleppenden Weg durch die Instanzen, den er sich damit erklärte, dass *„das zuständige Erbgesundheitsgericht in Schweinfurt eindeutige Diagnosen von Erbkrankheit zu aufwendig"* prüfe.[114]

10.4 Die „Aktion T 4" und Auflösung der Anstalt

Die im Rahmen der „Aktion T 4" versendeten Meldebögen, in denen nach Diagnose, Arbeitsleistung und Hospitalisierungsdauer jedes einzelnen Patienten gefragt wurde und die über dessen Schicksal entscheiden sollten, wurden auch von den Wernecker Anstaltsärzten im Sommer 1940 ohne Widerstand ausgefüllt.[115]

Daraufhin erschien am 23. September 1940 der Gauleiter für Mainfranken, DR. OTTO HELLMUTH (1896–1968), und erklärte die Beschlagnahmung des Schlosses, da es zur Unterbringung von bessarabischen Volksdeutschen benötigt werde. Nur kurze Zeit später wurde die Anstalt geräumt: Vom 3. bis 6. Oktober wurden 760 Patienten verlegt – 471 davon nach Lohr am Main, 289 in Anstalten außerhalb Bayerns. Ihr weiterer Weg führte mindestens 381 von ihnen – das ist die niedrigste sichergestellte Zahl – in so genannte „Euthanasie-Anstalten", wo sie umgebracht wurden. In Werneck selbst wurden lediglich einige leistungsfähige Patienten belassen, welche die gesamte Kriegszeit über den Gutshof versorgten. Die „Kreisirrenanstalt Werneck" wurde schließlich am 6. Oktober 1940 offiziell aufgelöst.[116]

PAPST übte sein Amt offiziell noch bis zum 31. Dezember 1940 aus und wurde am darauf folgenden Tag, dem 1. Januar 1941, zum Direktor der Anstalt in Lohr am Main ernannt, wo er einen DR. STÖCKLE ablöste und dort noch bis zum Oktober 1944 die Ziele der „Rassenhygiene" verfolgte.[117]

---

[113] Schmelter, Meesmann, Walter, Praxl, 1999, S. 52
[114] Schmelter, Meesmann, 2005, S. 7
[115] Schmelter, Meesmann, 2005, S. 10
[116] Schmelter, Meesmann, 2005, S. 10f
[117] Posamentier, 1999, S. 58–60

11 Amtszeit von Dr. Hofmann (1941–1945)

DR. KILIAN HOFMANN war unter Papst schon einige Jahre als Assistenzarzt in Werneck tätig gewesen, ehe er am 1. Januar 1941 offiziell dessen Nachfolge antrat – den Titel eines Anstaltsleiters durfte er freilich nicht tragen: Die Psychiatrie in Werneck war schon drei Monate zuvor aufgelöst worden.[118]

HOFMANN übte vor allem organisatorische Tätigkeiten aus: Er übernahm die Aufsicht über die wenigen verbliebenen Patienten, welche die landwirtschaftlichen Flächen und Gebäude des Wernecker Schlosses zu versorgen hatten. Psychiatrische Arbeit zu leisten war ihm dagegen nahezu unmöglich – da die Anstalt offiziell nicht mehr betrieben wurde, erhielt sie auch fast keine finanzielle Unterstützung mehr.

HOFMANN übernahm nach Ende des Zweiten Weltkrieges die Leitung der „Heil- und Pflegeanstalt" in Lohr am Main. Dort waren nach Ansicht der alliierten Militärregierung 51 Mitarbeiter aus der NS-Zeit derart belastet, dass sie aus ihrem Amt entfernt werden mussten – ein geeigneter Anstaltsleiter aus den eigenen Reihen war also undenkbar.[119]

Heute ist in Lohr am Main eines der Heime für die Patienten nach ihm als „Kilian-Hofmann-Haus" benannt.[120]

---

[118] vgl. hierzu Kapitel 10.4

[119] Posamentier, 1999, S. 58

[120] Bezirk Unterfranken – Bezirkskrankenhäuser und Bezirksheime 2008: http://www.bezirk-unterfranken.de/ueberuns/finanzen/art28,3698.html (abgerufen am 11. März 2008)

12 Amtszeit von Dr. Dr. Kohlhepp (1952–1977)

Nach Ende des Zweiten Weltkrieges wurde das Wernecker Schloss zunächst als Kriegsversehrtenkrankenhaus genutzt, ehe 1952 in einigen Nebengebäuden eine Orthopädische Klinik eingerichtet wurde, die noch heute besteht und zu den größten in Deutschland gehört.[121]

Am 1. Juni desselben Jahres wurde auch die psychiatrische Arbeit in Werneck als Zweigstelle der „Heil- und Pflegeanstalt Lohr am Main" wieder aufgenommen. Dafür wurden etwa 150 Patienten aus Lohr nach Werneck verlegt und außerdem die etwa 50 Patienten, die bis dahin Landwirtschaft und Gebäude des Schlosses versorgt hatten, aufgenommen – die letzten zwölf Jahre hatten diese hauptsächlich Männer keinerlei psychiatrische Betreuung erfahren.[122]

Dr. Dr. Kohlhepp fungierte hier zunächst als Leitender Oberarzt und ab dem 1. April 1957 dann als erster Direktor der neu gegründeten „Heil- und Pflegeanstalt Werneck". Dieses Amt hatte er bis zu seiner Pensionierung am 30. April 1977 inne.[123]

12.1 Kohlhepps psychiatrische Arbeit

Die psychiatrische Arbeit in Werneck beschränkte sich in den ersten Jahren vor allem auf eine so genannte „Verwahrungspsychiatrie": Die Patienten wurden zweifelsohne ordentlich gepflegt und versorgt. Während eines normalen Tages, der von 6 bis 18 Uhr dauerte, hatten sie aber keinerlei Beschäftigungsmöglichkeiten: Privatbesitz und Ausgang waren untersagt; sie durften lediglich im „Tagessaal" unter Aufsicht umhergehen und rauchen. Wenige Therapiegruppen, seltene Filmvorführungen und Tanzveranstaltungen zu Fasching und Kirchweih bildeten die Höhepunkte.[124]

Als tatsächliche psychiatrische Behandlung dürfen nur die Elektrokrampftherapien gelten, von denen 1957 1.019 Stück durchgeführt wurden.[125]

---

[121] Orthopädisches Krankenhaus Schloss Werneck des Bezirks Unterfranken, vgl. Anhang, S. 44
[122] Weidinger, Heidi, 1997, S. 4
[123] Pfeuffer, Ulrich, 1995, S. 41
[124] Weidinger, Heidi, 1997, S. 5-7
[125] Weidinger, Heidi, 1997, S. 8

Während die 1960er-Jahre kaum Neuerungen im pflegerischen Bereich mit sich brachten, wurden durch die Gabe der gerade aufkommenden Psychopharmaka wie *Haloperidol* oder *Truxal*[126] entscheidende Fortschritte bei der medikamentösen Behandlung der Patienten erreicht, die nach und nach andere Therapieformen ablösten: So sind für das Jahr 1962 nur noch 78 Elektrokrampfbehandlungen überliefert.[127]

Doch auch die Arbeitsabläufe in der Anstalt wurden immer weiter optimiert: Durch die Einführung eines Medikamentenblattes war ein erstes Dokumentationssystem geschaffen; die Einrichtung einer hauseigenen Apotheke und einer Großküche sorgten für erhebliche Zeit- und Wegersparnisse.

Ab 1960 wurde auf einigen Stationen auch eine so genannte „Industrielle Arbeitstherapie" eingeführt: Patienten konnten zum Beispiel Wäscheklammern zusammenbauen, um durch diese Tätigkeit Abwechslung zu erhalten.[128]

Einen entscheidenden Einschnitt stellte die „Psychiatrie-Enquête" dar, die 1975 von der Bundesregierung vorgelegt wurde. Unter Beachtung der neuen medizinischen, sozio- und psychologischen Erkenntnisse sollte die psychiatrische Arbeit in Deutschland neu ausgerichtet werden.[129]

Diese neuen Richtlinien äußerten sich in Werneck recht bald: Durch die Verkleinerung der Stationen war den Patienten erstmals Privatbesitz gestattet, der bis dahin durch den Platzmangel (die Betten standen direkt nebeneinander) nicht möglich gewesen war. Die Arbeits- und Beschäftigungstherapie wurde immer mehr ausgeweitet und ging durch Besuche des Wernecker Hallenbades oder Ausflüge in die Umgebung einher mit der Öffnung der Psychiatrie nach außen: An den Fenstern des Schlosses wurden die Gitter entfernt und 1977 fand eine erste Verkaufsausstellung für die Arbeiten der Patienten statt.[130]

[126] Wege zur Humanität – Katalog zur Psychiatrie-Ausstellung 1987 in München, 1987, S. 29
[127] Weidinger, Heidi, 1997, S. 8
[128] Weidinger, Heidi, 1997, S. 8f
[129] Wege zur Humanität – Katalog zur Psychiatrie-Ausstellung 1987 in München, 1987, S. 24
[130] Weidinger, Heidi, 1997, S. 9

13 Amtszeit von Dr. Schottky (1977-2000)

Am 1. Juni 1977 übernahm der bisherige Chefarzt DR. ALBRECHT SCHOTTKY die Leitung der Anstalt,[131] die zu diesem Zeitpunkt die höchste Kapazität der Nachkriegszeit besaß: 738 Betten standen zur Verfügung und waren fast durchgehend vollständig belegt.[132]

13.1 Schottkys Personalpolitik

SCHOTTKY sorgte schon in den ersten Jahren seiner Amtszeit für entscheidende Veränderungen in der psychiatrischen Versorgung der Patienten, als er die Zahl der Arztstellen erheblich aufstocken ließ: Während 1977 noch 12 Ärzte angestellt waren, waren es nur drei Jahre später schon 19 Ärzte.[133]

Zugleich führte er einige neue Berufsgruppen in die Anstalt ein: Psychologen, Sozialarbeiter, Beschäftigungs-, Musik- und Sporttherapeuten erweiterten das Therapieangebot in Werneck erheblich, was sich auch an der Eröffnung immer neuer Bereiche zeigt, in denen die Patienten mitwirken konnten: So haben zum Beispiel die Schlosserei, Schreinerei und Lehrküche ihren Ursprung in dieser Zeit.[134]

13.2 Schottkys psychiatrische Arbeit

SCHOTTKY formulierte unter dem Stichwort der *„Psychiatrie der Erhaltung und Förderung der Selbstständigkeit"* ein völlig neues Arbeitsziel: Patienten sollten schrittweise eigene Verantwortung für bestimmte Lebensinhalte übernehmen und erhielten dazu Anleitungen zum Beispiel zum selbstständigen Waschen, Ankleiden oder Einkaufen.

Zu diesem Zweck wurden auch die Ausgangsmöglichkeiten immer weiter gelockert - hier verwendete SCHOTTKY gerne den Begriff der *„Drehtürpsychiatrie"*: Patienten sollten möglichst kurz in der Anstalt verbleiben, da er bessere Heilungschancen im heimischen Umfeld sah. Die stetig verbesserten Psychopharmaka, durch die viele Erkrankungen in den Griff bekommen werden konnten, trugen dazu genauso bei wie die Einrichtung eines ambulanten Dienstes, der viele stationäre Aufenthalte überflüssig machte.[135]

---

[131] Pfeuffer, Ulrich, 1995, S. 41
[132] Weidinger, Heidi, 1997, S. 20
[133] Weidinger, Heidi, 1997, S. 19
[134] Weidinger, Heidi, 1997, S. 11
[135] Weidinger, Heidi, 1997, S. 10f

Daneben erhielten die Patienten und ihre Angehörigen immer mehr Rechte und Informationen: Mit der Gründung eines Sprecherrates hatten sie erstmals die Möglichkeit, sich aktiv an Entscheidungen der Anstalt zu beteiligen. Am 5. Juli 1987 wurde erstmals ein „Tag der offenen Tür" für die Allgemeinheit veranstaltet, der Einblicke in das Leben in der Psychiatrie gewährte. Durch gelockerte Besuchsregelungen konnten sich Angehörige auch außerhalb solcher Veranstaltungen ein Bild von den Umständen im Wernecker Schloss machen.[136]

Die Qualität der psychiatrischen Versorgung in Werneck war zu dieser Zeit schon sehr hoch, hatte durch die „Psych-PV" (Psychiatrie-Personalverordnung) vom 1. Januar 1991, die genaue Richtlinien für die Pflege der Patienten vorgab, nun aber auch offiziell bestimmten Ansprüchen zu genügen.[137]

Mit der Gründung einer gerontopsychiatrischen Abteilung und einer Suchtstation Mitte der 1990er Jahre passte sich die Psychiatrie in Werneck den veränderten Anforderungen an, die sich auch an das Image der Anstalt richteten: Von 1994 an hieß sie offiziell „Fachklinik für Psychiatrie und Psychotherapie" - die Begriffe einer „Anstalt" oder eines „Nervenkrankenhauses" waren nicht mehr zeitgemäß.[138]

---

[136] Weidinger, Heidi, 1997, S. 10–12
[137] Psychiatrie-Personalverordnung, 1994, S. 1
[138] Weidinger, Heidi, 1997, S. 13

14 Die Psychiatrie in Werneck heute

SCHOTTKY trat am 1. Dezember 2000 in den Ruhestand. Sein Nachfolger, PROF. DR. HANS-PETER VOLZ, wurde im April 2001 ernannt. In seine bisherige Amtszeit fallen vor allem der Bau und die Eröffnung der Forensischen Abteilung, die der Unterbringung von potenziell gefährlichen, unzurechnungsfähigen Straftätern dient.[139]

Zur Zeit ist das Bild der Klinik von vielen Baustellen geprägt, da unter anderem eine gerontopsychiatrische Intensivstation neu errichtet wird und in einzelnen Bereichen Umbauten zur Optimierung der Wegstrecken stattfinden.[140]

Das „Krankenhaus für Psychiatrie, Psychotherapie und Psychosomatische Medizin im Schloss Werneck" wird heute vom Bezirk Unterfranken getragen und besitzt ein Einzugsgebiet mit einer Fläche von 4.700 km^2, in dem 545.000 Menschen leben. Bei einer Kapazität von nur noch 290 Betten werden heutzutage jährlich über 3.300 Patienten behandelt. Die stationäre Verweildauer beträgt dabei im Durchschnitt 30 Tage.[141]

---

139 Meyers Taschenlexikon, 1999, S. 1233
140 Krankenhaus für Psychiatrie, Psychotherapie und Psychosomatische Medizin Werneck, vgl. Anhang, S. 45
141 Krankenhaus für Psychiatrie, Psychotherapie und Psychosomatische Medizin Werneck, vgl. Anhang, S. 46

15 Schlusswort

In der 150-jährigen Geschichte der Wernecker Anstalt spiegeln sich die Fortschritte und Veränderungen der gesamten Psychiatrie wider, die dafür sorgten, dass Menschen, die noch unter GUDDEN als „unheilbar" galten, heute dank bestimmter Psychopharmaka und Therapieformen ein nahezu unbeschwertes Leben zu Hause führen können.

Allen Verbesserungen zum Trotz stellt diese medizinische Disziplin aber nach wie vor ein schwieriges Pflaster dar. Ein Zwischenfall, der sich kurz vor Fertigstellung dieser Arbeit ereignete und deutschlandweit für Aufsehen sorgte, zeigt dies eindrucksvoll:

Eine 31-jährige psychisch kranke Patientin, die in Werneck auf der geschlossenen Abteilung untergebracht war, verließ anlässlich eines Besuches entgegen der Anweisung der zuständigen Ärztin zusammen mit ihren Verwandten das Schlossgelände und gelangte unter einem Vorwand an den Autoschlüssel ihrer Schwester. Mit dem Fahrzeug fuhr sie in der falschen Richtung auf eine nahe gelegene Autobahn auf und stieß mit einem US-amerikanischen Ehepaar zusammen, das ebenso wie die Geisterfahrerin sofort tot war.[142]

Gerade unter dem Eindruck eines solchen Unglücks stellen sich Fragen wie: „Wie viel Freiheit vertragen psychiatrische Patienten?" – „Wo liegen die Grenzen?" – „Wie können diese eingehalten werden? All diese Fragen zu klären wird auch in Zukunft die schwierige Aufgabe der Psychiatrie sein – eine allgemein gültige Antwort kann dabei kaum erwartet werden.

[142] Main Post, vgl. Anhang, S. 47

16 Anhang

Auszug aus dem biographisch-bibliographischen Kirchenlexikon 39
Plan vom zur „Kreisirrenanstalt Werneck“ umgebauten Schloss 40
Auszug aus der Homepage der Freiwilligen Feuerwehr Werneck 41
Auszug aus SGIPT – Internet Publikation für Allgemeine und Integrative Psychotherapie 42
Fieberverlaufskurve zur Patientenüberwachung vom April 1922 43
Auszug aus der Homepage des Orthopädischen Krankenhauses Schloss Werneck des Bezirks Unterfranken 44
Auszug aus der Homepage des Krankenhauses für Psychiatrie, Psychotherapie und Psychosomatische Medizin Schloss Werneck des Bezirks Unterfranken 45
Auszug aus der Homepage des Krankenhauses für Psychiatrie, Psychotherapie und Psychosomatische Medizin Schloss Werneck des Bezirks Unterfranken 46
Auszug aus der Homepage der Main Post 47

Auszug aus dem biographisch-bibliographischen Kirchenlexikon

Adresse: http://bautz.de/bbkl/h/hutten_c_f.shtml

abgerufen am 13. Februar 2008 um 13:54 Uhr

Band II (1990) Spalten 1221-1222 Autor: Friedrich Wilhelm Bautz

HUTTEN, Christoph Franz von, Fürstbischof von Würzburg, * 19.1. 1673, † 25.3. 1729 in Würzburg. - H. wurde 1716 Domdekan und 1720 - gegen den kaiserlichen Bewerber Friedrich Karl von Schönborn - als Nachfolger von Johann Philipp Franz von Schönborn zum Fürstbischof von Würzburg gewählt. Während seiner Amtszeit veranlasste er einen Baustopp an der Würzburger Residenz, förderte aber auch Künste und Wissenschaften.

Plan vom zur „Kreisirrenanstalt Werneck" umgebauten Schloss

Quelle: Kaufmann, Severin: *Schloss Werneck – Die Kreis-Irrenanstalt für Unterfranken.* Würzburg 1905, S. 39

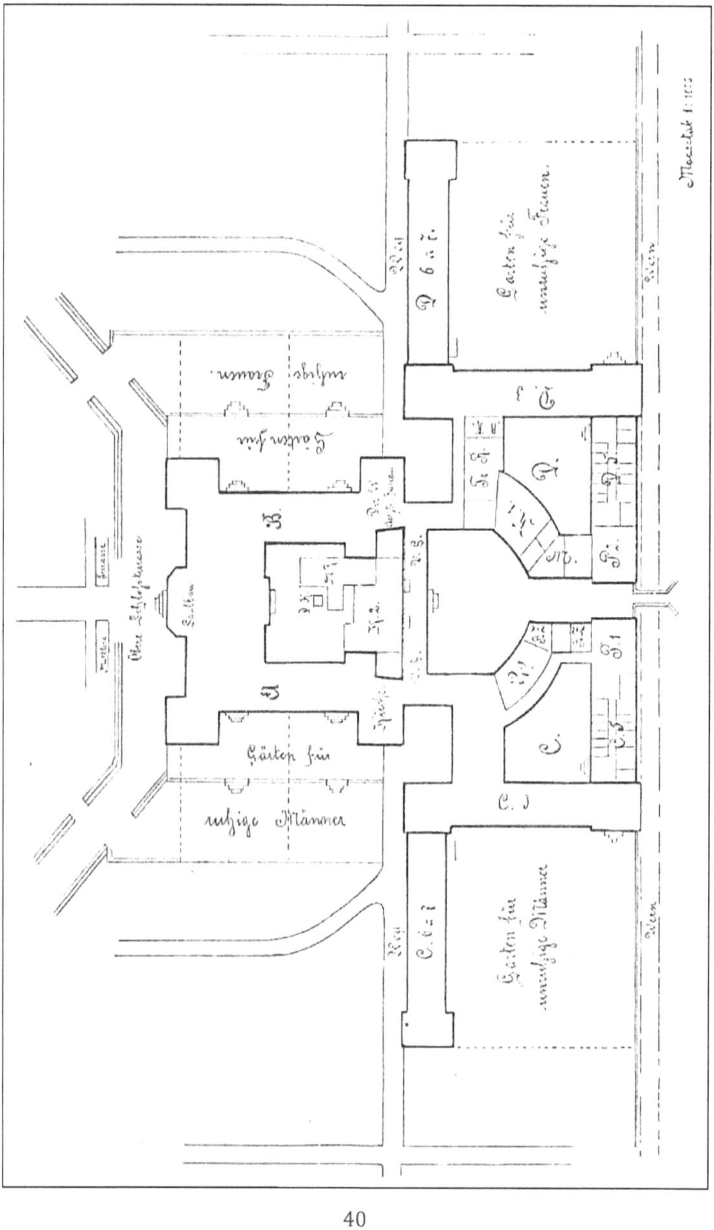

Auszug aus der Homepage der Freiwilligen Feuerwehr Werneck

Adresse: http://www.ff-werneck.de/page/geschichte.php
abgerufen am 18. Februar 2008 um 15:17 Uhr

Die Geschichte der FF Werneck

Auf Grund eines Beschlusses der Gemeindevertreter vom 18. Mai 1873 wurde ein "Comite" gebildet, dem die Herren Maier, Nufer und Schmitt angehörten, und dessen Aufgabe es war, in der Gemeinde Werneck eine "Freiwillige Feuerwehr" zu gründen. Schon am 25. Mai fand im Gasthaus "Zum Löwen" die Gründungsversammlung statt, in der 42 Männer ihre Bereitschaft erklärten, beizutreten und Herr Görg das Protokoll führte. Vom Comite wurde der gemeinnützige Charakter der "Freiwilligen Feuerwehr" besonders betont und eine Mustersatzung des Unterbezirks Schweinfurt verlesen. Anschließend schritt man zur Wahl des Verwaltungsrates.

[...]

Auszug aus SGIPT – Internet Publikation für Allgemeine und Integrative Psychotherapie

Adresse: http://www.sgipt.de/medppp/zwang/ludwig2/guta4.htm

abgerufen am 19. Februar 2008 um 13:51 Uhr

SGIPT

Internet Publikation für Allgemeine und Integrative Psychotherapie IP-GIPT DAS=25.08.2001

Hubert Grashey 1839 - 1914 (Deggendorf, Niederbayern)

Geb. 31.10.1839 in Gronenbach als Sohn eines Landrichters, gest. 24.8.1914 in München als ehem. ord. Professor der Psychiatrie und Direktor der oberbayerischen Kreis-Irrenanstalt. Gymnasium in Augsburg. 1859 bis 1865 Studium in Würzburg. 1867/68 Assistent der unterfränkischen Kreis-Irrenanstalt Werneck unter M. Hubrich, bis 1873. In den Jahren 1868 und 1869 Unterbrechung der Tätigkeit in Werneck durch Studienreisen nach Berlin und Wien. 1873 Ernennung zum Direktor der niederbayerischen Kreis-Irrenanstalt Deggendorf. Schwiegersohn von Bernhard von Gudden. Nach dessen Tod Übernahme des Lehrstuhls und Leitung der oberbayerischen Kreis-Irrenanstalt. Am 1.1.1887 übernahm G. die Leitung des ärztlichen Dienstes bei dem geisteskranken König Otto im Schloß Fürstenried.

[...]

Max Hubrich 1837 - 1896 (Werneck, Unterfranken)

Geb. 19.9.1837 in Schäftlarn gest. 16.2.1896 als Direktor der Kreis-Irrenanstalt Werneck. Studium in München bis 1862. Dann ein halbes Jahr Studienaufenthalt in England. H. wurde Assistent am Pathologischen Institut in München, schließlich Assistent der Kreisirrenanstalt München unter August Solbrig. 1870 wurde H., 33 Jahre alt, zum Direktor der Kreis-Irrenanstalt Werneck ernannt als Nachfolger von Bernhard von Gudden. Dieses Amt hatte er 26 Jahre lang bis zu seinem Tode inne. Im Februar 1877 wurde H. durch drei Revolverschüsse, die ein Geisteskranker auf ihn abgab, verwundet. Dem Nekrolog durch seinen Schwiegersohn zufolge, war er sehr am Einzelfall orientiert, gegen Schematismus und Bürokratie und mit großem Wohlwollen seinen Kranken gegenüber eingestellt.
(Biogr. Angaben nach Kreuter und Nekrolog)

Fieberverlaufskurve zur Patientenüberwachung vom April 1922

Quelle: Auszug aus einer Informationstafel zur Ausstellung

„Psychiatrie im Schloss Werneck – von der Kreisirrenanstalt zum Krankenhaus für Psychiatrie, Psychotherapie und Psychosomatische Medizin"

anlässlich des 150-jährigen Jubiläums des Krankenhauses 2005, eingerichtet von Herrn Ulrich Pfeuffer

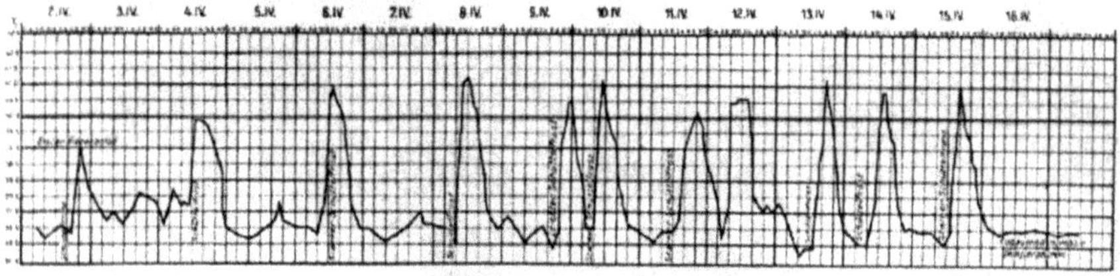

Abb. 2. Malariaimpfung am 27. März 1922. Fieberverlauf. Ab 15. April 1922 Chinindarreichung.

Auszug aus der Homepage des Orthopädischen Krankenhauses Schloss Werneck des Bezirks Unterfranken

Adresse: http://www.bezirk-unterfranken.de/aufgaben/einrichtungen/okhwerneck/ueber_uns/allgemeines/index.html

abgerufen am 2. März 2008 um 11:54 Uhr

Allgemeine Information

Verehrte Frau Patientin, sehr geehrter Herr Patient!

In jedem Jahr werden in Deutschland mehr als ca. 180.000 künstliche Hüften und 100.000 künstliche Kniegelenke implantiert. Scheinbar sind Hüft- und Knieendoprothesen zu Routineeingriffen geworden. Sollte man dafür eine Spezialklinik aufsuchen? Die Antwort ist "ja", denn entscheidend für den Erfolg einer Endoprothese ist nicht nur die Operation, sondern ein umfassendes Gesamtkonzept aus Vorbereitung, der Verwendung bewährter Kunstgelenke, einer standardisierten Operationstechnik und insbesondere einer abgestimmten Nachbehandlung. Nicht umsonst sieht der Gesetzgeber vor, dass künstliche Kniegelenke ab 2006 nur noch in Kiniken mit einer Mindestzahl von 50 pro Jahr implantiert werden dürfen.

Das Orthopädische Krankenhaus Schloss Werneck ist eine Spezialklinik für Orthopädie und Traumatologie. Mit 135 Betten und 3.300 Operationen pro Jahr zählt unser Haus zu den großen orthopädischen Kliniken Deutschlands. Unser besonderer Schwerpunkt sind künstliche Hüft- und Kniegelenke, derzeit werden bei uns etwa 700 Hüftendoprothesen und 600 künstliche Kniegelenke eingesetzt.

Das besondere Anliegen unseres Hauses ist es, Traditionelles und Neues miteinander zu verbinden. So haben wir uns ein Motto gegeben, dass diese Verbindung aus Tradition und Moderne ausdrücken soll: "*High-Tech und High Care im Schloss*".

Für eine orthopädische Spezialklinik ist *High-Tech* eine Selbstverständlichkeit. So verwenden wir seit 1983 für die Hüfte ausschließlich zementfreie Implantate der Spitzenklasse, die in großen wissenschaftlichen Studien ihre Langlebigkeit bewiesen haben. Bei all unseren Kunstgelenken tragen die Operateure Astronautenanzüge. Dies hat dazu geführt, dass wir in Werneck die niedrigsten Infektionsraten in Bayern haben. Wo immer möglich, setzen wir sogenannte minimal-invasive Operationstechniken mit kürzeren Narben und weniger Schädigung der Muskulatur ein. Diese Techniken haben wir in Deutschland unter anderen durch eigene Spezialinstrumente maßgeblich mit entwickelt. Der Besuch von in- und ausländischen Fachärzten zu Fortbildungszwecken mag ein Beleg für den Stellenwert von *High-Tech* in unserer Klinik sein.

High Care ist definiert als liebevolle zugewandte Pflege auf höchstem professionellen Niveau. Für diesen Anspruch stehen Ihnen neben 19 Ärzten der Orthopädie und 7 Anästhesisten 90 spezialisierte Schwestern und Pfleger auf vier Stationen zur Verfügung. Zu unserer Klinik gehören auch eine eigene Röntgenabteilung für das Skelettsystem, ein orthopädisches Labor und ein Team von insgesamt 10 Physiotherapeuten, die allesamt eine mehrjährige Erfahrung in der optimalen Nachbehandlung von Kunstgelenken haben.

Last but not least – *das Schloss* – in den Jahren 1733 bis 1745 von Balthasar Neumann erbaut, wird es als eines seiner reifsten Werke angesehen. Diente es einst den Würzburger Fürstbischöfen zur Entspannung und Erholung, so kommt das einzigartige Ambiente des Schlosses mit seiner umgebenden Parkanlage und der restaurierten Schutzengelkapelle allen unseren Patienten und ihren Angehörigen zu gute.

Jeder auch noch so standardisierte Eingriff birgt gewisse Risiken. Im Bereich der Endoprothetik sind diese Risiken heutzutage kalkulierbar. Eine optimale, umfassende Versorgung in einer Spezialklinik hilft, diese Risiken so gering wie nur möglich zu halten. Dazu bieten wir Ihnen eine auf orthopädische Belange spezialisierte Pflege und Nachbehandlung und das einzigartige Ambiente unseres Barockschlosses.

Wir heißen Sie herzlich willkommen

Ihr

Prof. Hendrich und Team

Auszug aus der Homepage des Krankenhauses für Psychiatrie, Psychotherapie und Psychosomatische Medizin Schloss Werneck des Bezirks Unterfranken

Adresse: http://www.bezirk-nterfranken.de/aufgaben/einrichtungen/bkh_werneck/ueberuns/zahlen/art351,2597.html

abgerufen am 2. März 2008 um 13:55 Uhr

Basisdaten

Basisdaten des Krankenhauses für Psychiatrie, Psychotherapie und Psychosomatische Medizin Schloss Werneck

(Die hier genannten Basisdaten unterliegen z. T. ständigen Schwankungen und sind insofern lediglich für einen groben Überblick geeignet)

Nachfolgend erhalten sie einen Überblick über die Zusammensetzung unseres **Einzugsbereichs**. Das Krankenhauses für Psychiatrie, Psychotherapie und Psychosomatische Medizin Schloss Werneck ist für die Bewohner des nordöstlichen Unterfranken (Region 3) zuständig. Dieses besteht aus der Stadt und Landkreis Schweinfurt, Landkreis Bad Kissingen, Landkreis Rhön-Grabfeld, Landkreis Hassberge, Landkreis Kitzingen.

Die **Einwohnerzahl** beträgt ca. 545.000 Einwohner, das **Einzugsgebiet** ist ca. 4.700 qkm groß.

Die **weiteste Entfernung zum KPPPM Schloss Werneck** beträgt ca. 80 km (Fladungen).

Wir nehmen jährlich 3300 **Patienten auf**.

Die **durchschnittliche Liegezeit** im Krankenhaus beträgt ca. 30 Tage.

Auszug aus der Homepage des Krankenhauses für Psychiatrie, Psychotherapie und Psychosomatische Medizin Schloss Werneck des Bezirks Unterfranken

Adresse: http://www.bezirk-nterfranken.de/aufgaben/einrichtungen/bkh_werneck/aktuelles/art346,3256.html

abgerufen am 2. März 2008 um 14:23 Uhr

Presse, Rundfunk und Fernsehen – unser Krankenhaus im Spiegel der Medien

[...]

Mainpost/Schweinfurt-Land/20.07.2006

Anbau für 14 zusätzliche Psychiatrie-Betten

WERNECK (SDI) Einstimmig hat der Bau- und Umweltausschuss des Bezirkstages in seiner jüngsten Sitzung den Plänen für einen Anbau an die Station G1 des Bezirkskrankenhauses Schloss Werneck zugestimmt. Darin soll eine gerontopsychiatrische Intensivstation mit 14 Krankenbetten untergebracht werden. Wie Baureferent Ottmar Zipperich bei der Sitzung in Werneck informierte, ist der Baubeginn für das kommende Frühjahr geplant, die Bauzeit werde etwa ein Jahr betragen. Die Gesamtinvestition ist mit 1,585 Millionen Euro veranschlagt.

[...]

Auszug aus der Homepage der Main Post

Adresse: http://www.mainpost.de/lokales/hassberge/Hassbergkreis;art1726,4286081

abgerufen am 5. März 2008 um 15:06 Uhr

STETTFELD

Geisterfahrerin war aus der Psychiatrie geflohen

Möglicherweise Aufsichtspflicht verletzt?

Die 31-jährige Frau, die am 30. Dezember auf der Maintal-Autobahn bei Stettfeld (Lkr. Haßberge) als Geisterfahrerin einen Unfall mit drei Toten und mehreren Verletzten verursacht hat, war drei Stunden zuvor aus der geschlossenen Abteilung des psychiatrischen Krankenhauses Werneck entwichen.

Der Berufsbetreuer der ledigen Frau aus dem Raum Ebern hatte wegen der psychischen Erkrankung der Frau beim Amtsgericht Haßfurt die dauernde Unterbringung in einer geschlossenen Anstalt beantragt. Das Gericht habe die Unterbringung aufgrund eines medizinischen Gutachtens genehmigt, teilte Reinhard Pfingstl, der Direktor des Amtsgerichts Haßfurt, mit.

Am 30. Dezember bekam die Frau in der Psychiatrie von Schloss Werneck, einer Klinik des Bezirks Unterfranken, von mehreren Verwandten Besuch. Dies berichtete der Pressesprecher des Bezirks, Markus Mauritz. Die diensthabende Ärztin habe auf Wunsch die Erlaubnis erteilt, dass die Frau in Begleitung ihrer Angehörigen eine Stunde sich im von einer Mauer umgrenzten Schlosspark die Beine vertreten durfte.

Diese Praxis sei in Werneck durchaus üblich und in der so genannten „Ausgangsregelung Park" niedergelegt, erklärte Mauritz. Die Verwandten seien von der Ärztin aber ausdrücklich darauf hingewiesen worden, nicht mit der Patientin das Klinik-Gelände zu verlassen. Außerdem sei die Frau nicht in der forensischen Abteilung untergebracht gewesen, wo ausschließlich Straftäter mit psychiatrischen Erkrankungen einsitzen, sondern zwar als schwer krank, aber nicht gemeingefährlich eingestuft in einer normalen geschlossenen Abteilung.

Trotz des Verbots habe die Gruppe sofort das Schloss-Gelände verlassen, um in Werneck zu einer Gaststätte zu fahren, so Mauritz. Dort habe die Patientin unter dem Vorwand, ihre Zigaretten im Auto vergessen zu haben, den Schlüssel für den BMW ihrer Schwester erlangt und sei weggefahren. Als die Ärztin gemerkt habe, dass die Patientin fehlt, habe sie sofort versucht, über Handy mit der Frau Kontakt aufzunehmen, betont Mauritz. Dies sei aber fehlgeschlagen, deshalb habe die Klinik umgehend die Polizei verständigt.

Etwa drei Stunden später ist die kranke Frau – wie berichtet – auf der A 70 im Bereich von Eltmann aufgetaucht, als sie mit hoher Geschwindigkeit auf der falschen Fahrbahn in Richtung Bamberg raste. Nach zwei kleineren Unfällen mit dem Begegnungsverkehr, die noch glimpflich ausgingen, prallte sie in einer lang gezogenen Kurve bei Stettfeld frontal auf das Auto einer amerikanischen Familie. Die Geisterfahrerin und das Ehepaar waren auf der Stelle tot, die acht Monate alte Tochter des Ehepaares und ein weiteres Ehepaar in einem nachfolgenden Auto wurden schwer verletzt.

Die Staatsanwaltschaft Bamberg nahm bereits noch an der Unfallstelle Ermittlungen auf, die nun ausgeweitet werden. Im Raum steht auch eine mögliche Verletzung der Aufsichtspflicht im Bezirkskrankenhaus Werneck, sagte Oberstaatsanwalt Wolfgang Petrat.

Beim Bezirk bemüht man sich indessen, in Werneck Maßnahmen zu ergreifen, dass „so etwas nicht mehr passieren kann". Man befinde sich hier aber noch im „Willensbildungsprozess", sagte Pressesprecher Markus Mauritz.

17 Ergänzungen

Ergänzungen von Dr. Albrecht Schottky vom 28. Juli 2008:

Lieber Herr Lutz! Ihr Großvater hat mir Ihre schöne Arbeit über die psychiatrische Einrichtung in Werneck aus historischer Sicht gegeben – mit der Anregung zu Ergänzungen. Ich komme dieser Anregung gerne nach – für die Zeit, die ich selbst erlebt habe.

Meine Amtszeit war, wie Sie richtig bemerken, 1977–2000. Zu Beginn meiner Leitung hatte das Haus 750 Patienten. Die größte Station hatte 66 Betten. Die schwierigste Station hatte 55 Betten, für alle nur einen großen Schlafsaal und nur einen Aufenthaltsraum. Zusammengefaßt waren hier: allgemeine Aufnahmestation für Männer; schwierige chronische Patienten; und schwierige forensische Patienten. Dazu kamen einige Schwachsinnige.

Zutreffend schreiben Sie, dass ich die Ausgangsmöglichkeiten soweit wie vertretbar lockerte – sie waren vorher sehr eng! (Drehtürpsychiatrie ist allerdings etwas anderes). Zudem brachte ich psychotherapeutische und sozialpsychiatrische Behandlung ins Haus. Die unmögliche und schädliche Mischung – siehe oben – beendete ich rasch.

Aus den weiteren Leistungen möchte ich zusammenfassen: Ein Neubau für sämtliche Krankenhauspatienten, und zwar nunmehr 295; eine Tagesklinik in Schweinfurt für 20 Patienten; eine große Ambulanz, einschließlich aufsuchender Dienste am Wohnort; Umwandlung der alten Krankenstationen in Heime, durchweg mit wohnlichem Charakter; Eröffnung einer Ausbildungsstätte für Psychiatriefachpfleger und -fachschwestern; Eröffnung einer Psychotherapiestation.

Bei meinem Amtsantritt waren die Verhältnisse für psychiatrische Krankenhäuser in Bayern die schlechtesten in der Bundesrepublik – und in Bayern wiederum hatte Werneck den vorletzten Platz, d.h. es gab nur ein Haus, das noch schlechter war. Während meines Wirkens erreichte Werneck eine Spitzenstellung.

Ergänzend sei erwähnt, dass Werneck trotzdem kein Defizit machte - es erreichte eine „schwarze Null“ – und seine Arztstellen immer besetzen konnte; beides im deutlichen Gegensatz zu den Häusern in anderen Bezirken – und auch zum Bezirkskrankenhaus Lohr.
Diese knappe Zusammenfassung kann ich gerne noch ergänzen, wenn es gewünscht wird.

Mit freundlichen Grüßen und guten Wünschen für Ihre Arbeit Ihr *Dr. Albrecht Schottky*

Ergänzungen von Dr. Albrecht Schottky vom 12. November 2010:

Auf Anregung Ihres Großvaters ergänze ich meinen Brief vom 28.7.2008.

Meine Amtszeit als ärztlicher Leiter der Psychiatrie Schloss Werneck war 1977–2000. Zu Beginn meiner Leitung hatte das Haus 750 Patienten. Die größte Station hatte 66 Betten. Die schwierigste hatte 55 Betten – eine Männerstation, mit nur einem großen Schlafsaal und nur einem Aufenthaltsraum. Zusammengefaßt waren hier: allgemeine Aufnahmestation für Männer - die einzige im Haus! Dazu schwierige chronische Patienten; und die schwierigsten forensischen Patienten. Dazu kamen einige Schwachsinnige. Kein Wunder, dass diese geschlossene Station sehr abschreckend war. Diese unmögliche und schädliche Mischung konnte ich rasch beenden, indem ich die Gruppen trennte.

Die meisten Stationen waren geschlossen. Außer Medikamenten gab es noch eine gut geführte Arbeitstherapie und eine kleine Beschäftigungstherapie, von einer Krankenschwester geführt – sonst nichts. Außer mir 11 ½ Arztstellen, ½ Psychologenstelle und einen Sozialpädagogen. Eine Ärztin fiel langfristig durch Krankheit aus. Dann fiel mein Stellvertreter für 14 Monate krankheitsbedingt aus. Die pflegerische Besetzung war ebenfalls sehr dünn – zahlenmäßig; tüchtig war das Personal.

Sehr bald lockerte ich die Ausgangsmöglichkeiten, dazu musste jeder Patient einzeln beurteilt werden. Zudem brachte ich psychotherapeutische und sozialpsychiatrische Behandlung ins Haus. Dazu kamen Teamgespräche und Stationsversammlungen. Manches war schnell möglich, manches erst, nachdem wir mehr Personal bekommen hatten. Ich konnte alle neuen Ärzte und Ärztinnen für eine psychotherapeutische Ausbildung gewinnen. Dazu kamen Musiktherapie und Sporttherapie sowie Ergotherapie.
Die weitere Entwicklung möchte ich zusammenfassen:

Durch die aktive Behandlung konnten viele Patienten entlassen werden, die Verweildauer wurde erheblich verkürzt. Akutbereich und Pflegebereich wurden getrennt. Der Bezirk errichtete einen Neubau – für schließlich 295 Patienten. Die alten Stationen wurden umgebaut und verkleinert – zu Pflegeheimen, oder sie wurden anderen Zwecken zugeführt. Es wurde eine große Institutsambulanz eingerichtet. Dazu kam eine Tagesklinik in Schweinfurt für 20 Plätze. Es wurde eine Ausbildungsstätte für Psychiatriefachpfleger und -schwestern eröffnet. Dazu kam eine Psychotherapiestation.

Bei meinem Amtsantritt waren die Verhältnisse in psychiatrischen Krankenhäusern allgemein schlecht; Bayern bildete das Schlusslicht, in Bayern wiederum waren wir auf dem vorletzten Platz, das heißt, es gab nur ein Bezirkskrankenhaus, das noch ungünstiger war als wir. Während meines Wirkens erreichte Werneck eine Spitzenstellung. Ergänzend sei erwähnt, dass Werneck trotzdem kein Defizit machte –es erreichte eine „schwarze Null", also einen finanziell ausgeglichenen Haushalt – und seine Arztstellen immer besetzen konnte – sicher auf Grund seines guten Rufes. Beides im deutlichen Gegensatz zu anderen Bezirken – und auch zum Bezirkskrankenhaus Lohr.

Bitte melden Sie sich, wenn Sie noch etwas brauchen!

Mit freundlichen Grüßen und guten Wünschen für Ihre Arbeit Ihr

Dr. Albrecht Schottky

18 Literaturverzeichnis

- Ackerknecht, Erwin H.: *Kurze Geschichte der Psychiatrie.* 3. Auflage, Stuttgart 1985.
- *Amtsblatt des Marktes Werneck (verschiedene Ausgaben zwischen 1977 und 2006).* Werneck 1977–2006.
- *Beiträge zur Kirchengeschichte von Ettleben - Festschrift zum Einhundertjährigen Jubiläum der Kirchenerweiterung und des Turmbaues von St. Michael 1899–1999.* Ettleben 1999.
- Faulstich, Heinz: *Hungersterben in der Psychiatrie 1914–1949 - Mit einer Topographie der NS-Psychiatrie.* Freiburg im Breisgau 1998.
- Gudden, Bernhard von: *Der Tagesbericht der Kreis-Irren-Anstalt Werneck nach dem am 20. Juni 1869 der Königlichen Regierung von Unterfranken und Aschaffenburg erstatteten Jahresberichte für 1868.* Würzburg 1869.
- Gudden, Wolfgang: *Bernhard von Gudden - Leben und Werk. Dissertation zur Erlangung der Doktorwürde.* Med. diss. München 1987.
- Kaufmann, Severin: *Schloss Werneck - Die Kreis-Irrenanstalt für Unterfranken.* Würzburg 1905.
- *Meyers Taschenlexikon in zehn Bänden.* Augsburg 1999.
- Pfeuffer, Ulrich: *Schloß Werneck von 1855–1950 aus der Perspektive eines Krankenpflegers.* Facharbeit im Rahmen der psychiatrischen Weiterbildung. Werneck 1995.
- Posamentier, Raoul: *Heil- und Pflegeanstalt Lohr am Main.* In: Cranach, Michael von (Hrsg.); Siemen, Hans-Ludwig (Hrsg.): *Psychiatrie im Nationalsozialismus - Die Bayerischen Heil- und Pflegeanstalten zwischen 1933 und 1945.* München 1999, S. 55–87.
- *Psychiatrie-Personalverordnung vom 18. Dezember 1990 (BGBl. I S. 2930), geändert durch Artikel 4 der Verordnung vom 26. September 1994 (BGBl. I S. 2750).* Gesetzestext, Berlin 1994.
- Römer, Gertrud: *Die grauen Busse in Schwaben - Wie das Dritte Reich mit Geisteskranken und Schwangeren umging.* Augsburg 1986.

- Schmelter, Thomas (Hrsg.); Meesmann, Christine (Hrsg.): *Die Heil- und Pflegeanstalt Werneck in der Zeit des Nationalsozialismus.* Werneck 2005.
- Schmelter, Thomas; Meesmann, Christine; Walter, Gisela; Praxl, Herwig: *Heil- und Pflegeanstalt Werneck.* In: Cranach, Michael von (Hrsg.); Siemen, Hans-Ludwig (Hrsg.): *Psychiatrie im Nationalsozialismus – Die Bayerischen Heil- und Pflegeanstalten zwischen 1933 und 1945.* München 1999, S. 35–53.
- Schneider, Erich: *Die ehemalige Sommerresidenz der Würzburger Fürstbischöfe in Werneck (Veröffentlichungen der Gesellschaft für Fränkische Geschichte: Reihe VIII – Quellen und Darstellungen zur Fränkischen Kunstgeschichte, 14).* Neustadt an der Aisch 2003.
- Treml, Manfred: *Die Geschichte des modernen Bayern – Königreich und Freistaat.* 3. Auflage, München 2006.
- Treutwein, Karl: *Werneck mit seinen 13 Gemeindeteilen.* Werneck 1982.
- *Wege zur Humanität – Katalog zur Psychiatrie-Ausstellung 1987 in München.* Herausgegeben vom Verband der bayerischen Bezirke. München 1987.
- Weidinger, Heidi: *Psychiatrische Krankenpflege in Werneck von 1952 bis heute.* Facharbeit im Rahmen der psychiatrischen Weiterbildung. Werneck 1997.

19 Sonstige verwendete Materialien

- Pfeuffer, Ulrich: *Neue Behandlungsmöglichkeiten zu Beginn des 20. Jahrhunderts.* Informationstafel zur Ausstellung *Psychiatrie im Schloss Werneck - von der Kreisirrenanstalt zum Krankenhaus für Psychiatrie, Psychotherapie und Psychosomatische Medizin.* Werneck 2005.
- **Wikipedia - Die freie Online-Enzyklopädie**
  zur Recherche einiger Geburts- und Sterbedaten
- **Aufzeichnungen zu einem Gespräch mit Herrn Ulrich Pfeuffer, Heidenfeld**
  Krankenpfleger und Beauftragter für Geschichte des „Krankenhauses für Psychiatrie, Psychotherapie und Psychosomatische Medizin Schloss Werneck des Bezirks Unterfranken"
- **Aufzeichnungen zu Gesprächen mit Herrn Ludwig Reith, Werneck**
  gebürtiger Wernecker

20 Danksagung

Mein besonderer Dank gilt Herrn Ulrich Pfeuffer, Krankenpfleger im „Krankenhaus für Psychiatrie, Psychotherapie und Psychosomatische Medizin Schloss Werneck des Bezirks Unterfranken" und dort bis zu seinem frühen Tode kurz nach Fertigstellung dieser Arbeit mit der Aufarbeitung der Geschichte betraut, der mich mit Literatur, aber auch anderen Materialien zum Thema versorgte und mir bei einem Besuch hochinteressante Einblicke in die Geschichte der Wernecker Psychiatrie gab.

Ferner möchte ich mich bei Herrn Dr. med. Albrecht Schottky, dem ehemaligen Leiter der Wernecker Psychiatrie, bedanken, der mir in zwei ausführlichen Briefen Ergänzungen zu dieser Arbeit zukommen ließ – diese sind der Arbeit beigefügt.

Nicht zuletzt danke ich meinem Großvater Herrn Ludwig Reith, der mir durch seine zahlreichen und lebhaften Schilderungen seiner Erinnerungen ein gutes Bild davon vermittelt hat, wie die Wernecker Bevölkerung im Laufe der Zeit die Psychiatrie im Schloss wahrgenommen hat, und der mich mehrfach eigens anrief, um mich auf Zeitungsartikel oder andere interessante Aspekte aufmerksam zu machen.